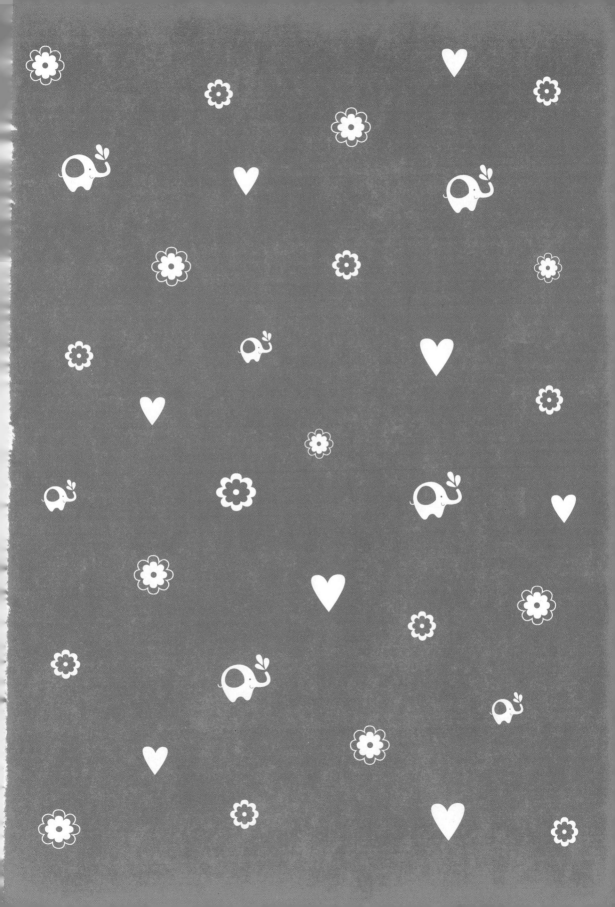

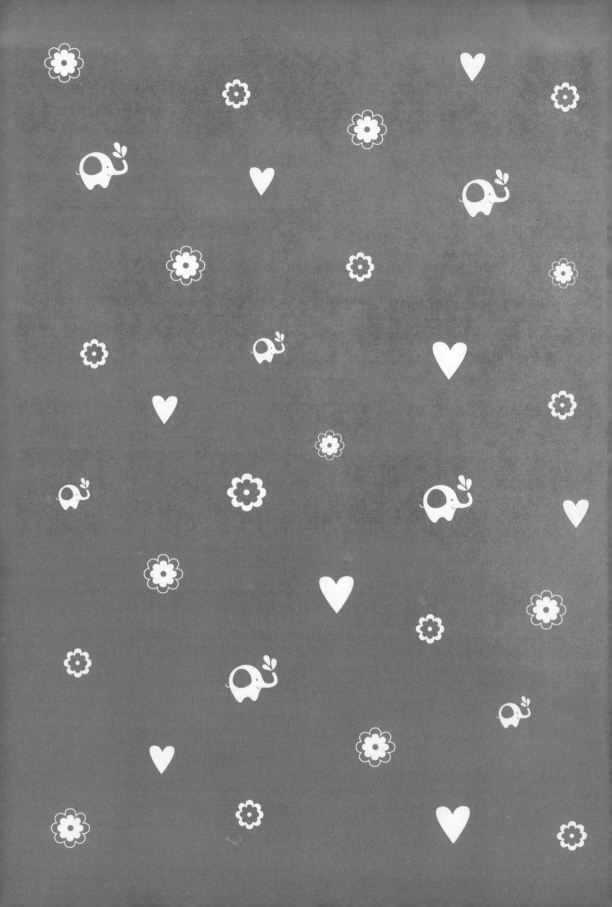

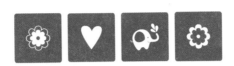

怀孕育儿一点通

〔英国〕丽兹·弗雷泽 著　石兴玲 译

译林出版社

目 录

前 言

准备工作是重中之重

健康地生活 ································· 10
消除母体里有毒的物质 ····················· 11
行动起来，以保持身体健康 ·················· 12
好消息 ································· 13
准妈妈的担忧 ···························· 14
我没有做母亲的感觉 ······················ 14
我不想发福 ····························· 16
我的体形会遭到彻底破坏吗 ·················· 16
如果这一切消除不掉怎么办 ·················· 17
我的工作怎么办 ·························· 18
医生经常检查隐私部位，使我感到非常不舒服 ······· 19
想到疼痛我就不寒而栗 ····················· 19
如果我与老公的关系即将走向破裂怎么办 ·········· 20
生孩子年龄太大或者太年轻 ·················· 20

万事开头难——怀孕亦是如此

决定性的时刻 ··························· 22
累、累、还是累 ·························· 23
怎么告诉别人我怀孕了 ····················· 24
什么时候告诉老板，他会有何种反应 ············· 25
身体的变化将引起你和其他人的注意 ············· 25
我的身段变得恐怖之极 ····················· 26
我真的没办法对付晨吐 ····················· 26
为什么偏偏是我在怨天尤人 ·················· 27
我一直不舒服，吃得太少，会影响胎儿吗 ·········· 27
怎么才能让自己感觉舒服一点儿 ··············· 28
什么可以使你兴奋 ························ 29

怀孕的中期阶段

还有更多的身体变化在等着你 ················· 31
靓丽的头发 ····························· 32
漂亮的指甲 ····························· 32
臀部的变化 ····························· 32
胳膊的变化 ····························· 33
脸部的变化 ····························· 33

妊娠线 ………………………………………………………… 33

乳汁的分泌 …………………………………………………… 34

胃灼热 ………………………………………………………… 34

睡眠干扰 ……………………………………………………… 34

奇怪的欲望 …………………………………………………… 35

大腹便便 ……………………………………………………… 35

皮肤 …………………………………………………………… 35

暂时住在你腹中的小人儿 …………………………………… 36

妊娠纹 ………………………………………………………… 37

在任何情况下都要把自己打扮漂亮 ………………………… 38

孕期的穿戴建议 ……………………………………………… 39

对准妈妈非常重要的衣服 …………………………………… 41

保持良好的精神状态 ………………………………………… 42

孕期最好的锻炼方式 ………………………………………… 43

你应该放弃的运动 …………………………………………… 44

怀孕时的饭量 ………………………………………………… 45

吃多少才合适 ………………………………………………… 45

不能关闭你的食品柜 ………………………………………… 46

胃口不好 ……………………………………………………… 47

美容、消遣会伤害胎儿吗 …………………………………… 48

按摩 …………………………………………………………… 50

足部反射区按摩 ……………………………………………… 50

是否还要过性生活，过性生活的时间和方式 ……………… 50

产检 …………………………………………………………… 51

最重要的预防性检查 ………………………………………… 52

超声波检查 …………………………………………………… 53

其他检查 ……………………………………………………… 54

健康问题 ……………………………………………………… 55

花园里的劳作 ………………………………………………… 55

家庭宠物 ……………………………………………………… 55

药物 …………………………………………………………… 55

其他一些外在的不利影响 …………………………………… 56

真正的挑战即将开始

还有很多变化在等着你 ……………………………………… 57

请问卫生间在哪里 …………………………………………… 58

背痛 …………………………………………………………… 58

哪个姿势都不舒服 …………………………………………… 58

疼痛和痉挛 …………………………………………………… 58

痔疮 …………………………………………………………… 59

妊娠纹 ………………………………………………………… 59

目　录

假性宫缩 ·· 59
应该给宝宝准备什么 ·································· 60
宝宝的物品 ··· 60
童车 ·· 61
婴儿篮子 ·· 63
童床 ·· 64
其他用品 ·· 65
预产期——请注意"预产"二字 ············· 69
孩子什么时候出生 ··································· 69
其他一些不可思议的事情 ························ 71
这是你最后的机会 ····························· 72
去医院时要带的所有物品 ················· 73
你自己的物品 ·· 74
宝宝的物品 ··· 75
需要带的其他物品 ··································· 75
爸爸需要的东西 ······································ 76
为了不使你过于乏味 ······························ 77

分　娩

如何促使宫缩早点到来 ···················· 79
做爱 ·· 80
咖喱粉 ·· 80
覆盆子叶茶 ··· 80
摩擦乳头 ·· 81
滚楼梯 ·· 81
蓖麻油 ·· 81
这是宫缩吗 ·· 81
假性宫缩 ·· 82
真正的宫缩 ··· 83
出血信号 ·· 83
有一种突然轻松的感觉 ··························· 83
羊水破了 ·· 84
宫缩 ·· 84
窘境 ·· 84
你的分娩计划：所有的东西都应该随机应变 ···· 85
我的分娩经历完全超出想象 ··················· 86
选择分娩地点和分娩方式 ···················· 86
在家里分娩 ··· 87
水中分娩 ·· 88
积极主动地分娩 ······································ 88
关于助产士 ··· 89

现实是残酷的（这就是赤裸裸的现实……）······· 89

关于分娩疼痛的几个真相 ·········· 90

免费的镇痛剂 ·········· 91

PDA ·········· 91

你应该了解的 PDA 的副作用 ·········· 91

注射后产妇仍然能够活动的 PDA ·········· 92

哌替啶或者杜冷丁 ·········· 92

宝宝的出生 ·········· 92

分娩之后 ·········· 93

事实就是这样，现在轮到你了 ·········· 94

刚开始做妈妈

分娩后的 24 小时 ·········· 97

现在我们是一家人 ·········· 98

绝不是天性使然 ·········· 99

哺乳 ·········· 101

几点建议和几个专业术语 ·········· 103

哺乳母亲的担忧 ·········· 105

正确的母乳喂养 ·········· 107

你应该放弃的东西 ·········· 107

与宝宝建立亲密的关系 ·········· 108

产后精神迷茫 ·········· 110

情绪低谷期 ·········· 111

做性感的妈妈，这样才能恢复体形 ·········· 113

哺乳的妈妈如何瘦身 ·········· 116

不哺乳的妈妈如何瘦身 ·········· 116

如何才能找到锻炼时间 ·········· 117

我的衣服都不合身了，求助 ·········· 118

哺乳给置办服装平添了许多麻烦 ·········· 118

经常要在地上活动 ·········· 119

时间紧张时该如何打扮自己 ·········· 120

新妈妈需要新的化妆品 ·········· 121

头发 ·········· 122

宝宝刚出生后的日子

照顾宝宝的基础知识 ·········· 124

给宝宝换尿布 ·········· 124

一切都乱套了 ·········· 125

给宝宝洗澡 ·········· 127

目　录

睡眠时间 ……………………………………………… 128

安抚奶嘴 ……………………………………………… 133

给婴儿按摩 …………………………………………… 133

对付宝宝大哭时的应急方案 ………………………… 134

第一次惩罚：肠绞疼 ………………………………… 137

宝宝哭不能怪罪于你 ………………………………… 138

你需要以下物品 ……………………………………… 139

我怎么照顾宝宝，该从何处入手 …………………… 141

吃奶、睡觉、拉尿 …………………………………… 141

刺激 …………………………………………………… 142

躲猫猫游戏 …………………………………………… 142

重复 …………………………………………………… 142

朗读 …………………………………………………… 143

唱歌、跳舞 …………………………………………… 143

偶尔到户外活动 ……………………………………… 143

宝宝生命中的第一年

你将如何面对各种状况 ……………………………… 145

我是谁 ………………………………………………… 147

来自朋友圈的经验之谈 ……………………………… 150

产后抑郁 ……………………………………………… 152

临时保姆 ……………………………………………… 155

心理变化 ……………………………………………… 156

释放压力 ……………………………………………… 157

你可以这样做 ………………………………………… 157

老朋友都去哪里了 …………………………………… 158

我是独一无二的 ……………………………………… 159

性生活？你不是认真的吧 …………………………… 160

睡眠不足 ……………………………………………… 161

精神压力 ……………………………………………… 161

关于私处 ……………………………………………… 162

避孕 …………………………………………………… 164

每晚要重新回到原点 ………………………………… 164

认可的缺失 …………………………………………… 165

学会放下 ……………………………………………… 166

生活是8字形回旋滑道 ……………………………… 166

宝宝平时的活动 ……………………………………… 168

几条医学信息 ………………………………………… 172

其他一些比较重要的备用物品 ……………………… 173

怎么才能知道宝宝真的生病了 ……………………… 174

接种疫苗 ……………………………………………… 175

讲卫生：不要过于苛求 ⋯⋯⋯⋯⋯⋯⋯⋯⋯⋯⋯⋯ 175

男宝宝用玫红色，女宝宝用蓝色 ⋯⋯⋯⋯⋯⋯⋯ 176

三个人睡一张床太挤了 ⋯⋯⋯⋯⋯⋯⋯⋯⋯⋯⋯⋯ 177

给宝宝断奶，加辅食 ⋯⋯⋯⋯⋯⋯⋯⋯⋯⋯⋯⋯⋯ 178

生态宝宝 ⋯⋯⋯⋯⋯⋯⋯⋯⋯⋯⋯⋯⋯⋯⋯⋯⋯⋯ 181

环保尿布 ⋯⋯⋯⋯⋯⋯⋯⋯⋯⋯⋯⋯⋯⋯⋯⋯⋯⋯ 182

我不喜欢你，妈咪 ⋯⋯⋯⋯⋯⋯⋯⋯⋯⋯⋯⋯⋯⋯ 183

小伙伴 ⋯⋯⋯⋯⋯⋯⋯⋯⋯⋯⋯⋯⋯⋯⋯⋯⋯⋯⋯ 184

请注意你的表达方式 ⋯⋯⋯⋯⋯⋯⋯⋯⋯⋯⋯⋯⋯ 185

你的行为和感受 ⋯⋯⋯⋯⋯⋯⋯⋯⋯⋯⋯⋯⋯⋯⋯ 186

对宝宝应该有一定的约束 ⋯⋯⋯⋯⋯⋯⋯⋯⋯⋯⋯ 188

关于甜食和糖 ⋯⋯⋯⋯⋯⋯⋯⋯⋯⋯⋯⋯⋯⋯⋯⋯ 190

他是个天才 ⋯⋯⋯⋯⋯⋯⋯⋯⋯⋯⋯⋯⋯⋯⋯⋯⋯ 191

宝宝成长发育指标 ⋯⋯⋯⋯⋯⋯⋯⋯⋯⋯⋯⋯⋯⋯ 191

关于你自己 ⋯⋯⋯⋯⋯⋯⋯⋯⋯⋯⋯⋯⋯⋯⋯⋯⋯ 196

带宝宝外出 ⋯⋯⋯⋯⋯⋯⋯⋯⋯⋯⋯⋯⋯⋯⋯⋯⋯ 197

带着宝宝旅行 ⋯⋯⋯⋯⋯⋯⋯⋯⋯⋯⋯⋯⋯⋯⋯⋯ 200

你家庭发生了变化 ⋯⋯⋯⋯⋯⋯⋯⋯⋯⋯⋯⋯⋯⋯ 207

你的车应该做哪些改装 ⋯⋯⋯⋯⋯⋯⋯⋯⋯⋯⋯⋯ 211

全新的关系 ⋯⋯⋯⋯⋯⋯⋯⋯⋯⋯⋯⋯⋯⋯⋯⋯⋯ 211

你的老公 ⋯⋯⋯⋯⋯⋯⋯⋯⋯⋯⋯⋯⋯⋯⋯⋯⋯⋯ 212

祖父母 ⋯⋯⋯⋯⋯⋯⋯⋯⋯⋯⋯⋯⋯⋯⋯⋯⋯⋯⋯ 218

保持原有的家庭 ⋯⋯⋯⋯⋯⋯⋯⋯⋯⋯⋯⋯⋯⋯⋯ 220

其他的妈妈们 ⋯⋯⋯⋯⋯⋯⋯⋯⋯⋯⋯⋯⋯⋯⋯⋯ 221

重返职场

我需要工作：第一部分 ⋯⋯⋯⋯⋯⋯⋯⋯⋯⋯⋯⋯ 226

我需要工作：第二部分 ⋯⋯⋯⋯⋯⋯⋯⋯⋯⋯⋯⋯ 227

职场中潜在的风险 ⋯⋯⋯⋯⋯⋯⋯⋯⋯⋯⋯⋯⋯⋯ 231

尽最大努力 ⋯⋯⋯⋯⋯⋯⋯⋯⋯⋯⋯⋯⋯⋯⋯⋯⋯ 234

谁来照顾我的宝宝 ⋯⋯⋯⋯⋯⋯⋯⋯⋯⋯⋯⋯⋯⋯ 234

几种可能的选择 ⋯⋯⋯⋯⋯⋯⋯⋯⋯⋯⋯⋯⋯⋯⋯ 235

负罪感 ⋯⋯⋯⋯⋯⋯⋯⋯⋯⋯⋯⋯⋯⋯⋯⋯⋯⋯⋯ 237

一个职业妈妈的衣柜 ⋯⋯⋯⋯⋯⋯⋯⋯⋯⋯⋯⋯⋯ 238

结束语

前　言

　　首先做一次、也是本书里唯一的一次呼吸练习：我不是一位完美的母亲（惊恐地吸气），至今我还没有遇见一位完美的母亲（再次吸气）。机会来了，你也不用苛求自己成为一位完美的母亲。事实上，如果你大概也是我们当中的一员的话，有些东西你就可以视而不见（呼气——啊哈哈）。这样一来，我们就此不再探讨完美母亲的话题。

　　在现实生活中，尽管我们各自付出不同的努力，争取实现自我，尽管我们把家务安排得井井有条，尽管我们精气神十足，我们仍然是普通的女性，有时也会犯错误，也会干一些没头没脑的傻事。如不这样的话，生活该是多么的单调乏味！我们还埋怨什么？

　　为人父母的首要问题在于：我们在学校里可以学到很多对生活有用的学问和知识，比如古埃及人怎么制作面包，或者在德语语法中第一格和第四格的区别等等，但是没有人教我们如何成为父母，从来没有这方面的老师！

　　生了孩子后，一片茫然，不知所措，就像在没有降落伞助力的情况下从悬崖坠落，同时还希望得到最好的结果，可能吗？

　　上面描述的情景是非常少见的。人生在世，有很多事情是绝对做不坏的，其中就包括人类对下一代的抚育。

这就是生活：我们有了孩子后手忙脚乱，在抚育孩子的过程中也学到不少东西。我们力争做到最好，与此同时，又有一些东西也可以视而不见。

我们是人，不是神。你一定要尽快适应这种概念，不然的话，在接下来的20年里你会经常自责。

在我怀第一个孩子的时候，随着时间的推移，在与怀孕有关的事情上和在如何成为母亲的事情上，我耍了小聪明：我买了几本书。从理论角度而言，这是一个很不好的做法。所有的书本都那么的无聊，只有一些表面的说教，读完这些书后唯一的反应是：不如让汽车撞死算了。从标题到内容、再到令人作呕的描述，作为一个孕妇读者，无不让我感到：a) 我非常愚钝；b) 怀孕后就像嘴上长了疱疹引人侧目；c) 生了孩子后整天只和宝宝的屁股霜、尿布和自我同情打交道。

根据这些书中的描述，我应该每时每刻要关爱怀孕之事。如果我不这样做的话，就会感觉自己是一条搁浅的鲸鱼。在接下来的日子里我会蓬头垢面、不修边幅，只顾与其他母亲一起讨论宝宝的便便。我的大脑被禁锢在一个坚固的保险箱里，开启保险箱的钥匙大约20年后我才能得到。长此以往，我可能会为一双不合时宜的鞋子和宝宝的皮衣欢呼雀跃，而且我再也没有出去工作的机会了。

还不止这些，更让人苦恼的是这些书没有告诉我如何做母亲！没有告诉我母亲应该有什么样的担心，一周7天，一天24小时如何与宝宝打交道，如何去关注宝宝，如何与过去的我、过去的职业、过去的生活告别，等等。简而言之，我没有找到一本有趣的、能非常友好而又开诚布公地谈论如何做母亲这一话题的书籍。

于是在这种情况下，我下定决心为你——亲爱的读者——写一本书。请允许我握住你的手，为你擦干眼泪，让你重拾笑容，让你非常自然地成为母亲，而不是匆匆忙忙陷入窘境。我不能向你保证这一切都是那么简单，因为这本不是一件简单的事情。但是，我确信本书介绍了你想知道和了解的事情，你不是孤立无助的一个人。当读完本书后，也许你会觉得当初的一些疯狂的想法非常可笑。

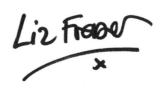

丽兹·弗雷泽

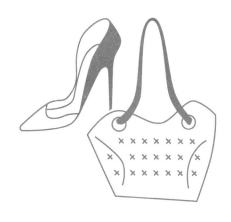

准备工作是重中之重

孕育一个宝宝如同你做的其他任何事情，成功密钥在正确的准备之中。如果你也与其他母亲那样没有为养育宝宝做好准备的话，那么，本书接下来要介绍的内容会使你感到惴惴不安，每读完一个章节就想打自己两个耳光。

请孕妇朋友们不用担心，成千上万的妈妈从来没有使用过下面介绍的方法和手段，但这并没有影响她们成为活泼、健康宝宝的好妈妈，真是神奇啊！

从另一个角度说，一切都听天由命也不是最好的办法。因此，有些事情如果按照下面的介绍去做，你将会度过一个更加轻松、健康的孕期，使你分娩后生活得更加从容，你的身体仍然能保持较紧致的状态。这是否增加了你的好奇心？

健康地生活

一个在成长时期的胎儿是非常自恋的，他根本不顾母亲的心境和身体（这种状态会一直持续到青少年时期。所以，从现在开始你就要学着适应）。这个调皮的小家伙从你的体内汲取所需的全部营养，而给你留下的只是一点点"残羹剩饭"。因为怀孕对你的身体来说是个巨大的挑战，所以，怀孕前你越健康对你越有利。同时，这将大大增加你生一个健康、活泼宝宝的机会，分娩后你也可以尽快恢复体力。你的宝宝出生后，将消耗你身体里的储备，你需要付出更多的耐心，这一点似乎没有引起人们的太多注意，让人感到非常吃惊。那么，从现在开始，你就要有规律地吃更多的水果和蔬菜，随时观察身体里的铁指标，身体里缺乏铁元素，会使人感觉非常疲惫。你要多喝水、多呼吸清新空气，吃那些你已经知道的健康食物。这样做你绝对不会后悔！

消除母体里有毒的物质

宝宝在你体内发育成长。如果你血管里流淌着咖啡因、酒精、糖和其他无营养价值的成分，那么，你的宝宝也会照单吸收。你血液里的所有物质成分都会在宝宝身体里着陆。试问，谁想生一个有不良嗜好或者具有多动症的宝宝呢？

请你戒烟。为了你和宝宝的健康，请你即刻戒烟，远离烟草！

请不要喝太多咖啡因。尽管咖啡非常美味，但它仍然具有一定的刺激作用，对未出生的宝宝非常不利，这或许也是许多孕妇在怀孕的最初几个月不喜欢喝咖啡，甚至不能闻咖啡味的原因吧，真是一个巧妙设计的生理反应！同样，孕妇也不应该过多地饮茶。但是，生活中任何事情都不要做得太绝对，你要理智地去生活。只要能提高你的情趣，偶尔喝上一杯咖啡或者一杯茶并无大碍。

不要饮酒。饮酒会伤害胎儿。

如果你已经有了几个月的身孕，而对以上的注意事项还没有关注的话，也不必过于紧张，其他许多准妈妈也和你一样。从现在做起也为时不晚！

 小贴士

请服用叶酸

“许多重量级的科学家”发现：母亲在怀孕的前三个月每天服用400毫克的叶酸，胎儿的“脊背不闭合现象”风险会呈下降趋势。在此期间还有人建议：怀孕前提高母体里的叶酸水平，然后在接下来的 9 个月里继续服用维生素。这很难做到吗？做到这一点其实非常简单。

行动起来，以保持身体健康

加粗印刷的大写文字也不足以强调锻炼的重要性。在此之前，如果你对运动鞋不屑一顾的话，那么，此时此刻是你为跑马拉松做准备的最佳时段。作为一位出色的女性，也许你已经为了保持身材做了一些有益的锻炼，因此精神状态还不错。总而言之，眼下是考虑锻炼的最佳时刻。

怀孕将给腹部增加巨大的负担。如果你能做到的话，就应该在怀孕前锻炼你的肌肉，增强体力，待怀孕后继续锻炼你也不会觉得太累。同时，生完孩子后你也能尽快恢复体形。切记：你的身体能够较好地经受怀孕的考验，你的腹肌越强劲，产后恢复得就越快，不至于变成河马样的庞然大物。分娩不久后就可以穿怀孕之前的衣服了，努力、勤奋可以换来这一切。

怀孕末期宝宝已经很重了，有力的双腿可以让你非常优雅地上楼梯，尽管你身上背负着很大的负荷。

背部的锻炼也非常重要。经过锻炼的背部肌肉能帮助你度过大腹便便的孕期，而且在分娩后抱孩子不觉得累，也不会感到胳膊酸痛。如果你已经有了一个孩子的话，那么，你就需要双倍这样的背部力量，因为你在怀孕期间还要照顾幼儿。我们都知道，幼儿经常会让妈妈抱着走路。

另外，你不要忽视盆膈的锻炼。盆膈？是什么东西？对于普通人来说，盆膈是个完全陌生的器官，之前从未听说过。但是，就是这个陌生的器官，你分娩前应该时刻想着它，尤其在你偶尔上下跳跃时。盆膈由肌肉组成，封闭骨盆下口，具有支持和固定盆内脏器的作用，并与排便、

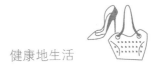

分娩等有关，在分娩时会遭到破坏。如果规律地锻炼提肛的话，就不会出现大小便失禁的窘境。而且提肛锻炼也不会耽误你过多的时间，在等待电脑开启时就可以进行这种锻炼。提肛，数到三放松，循环往复。现在你就可以开始练习，分娩后你可以慢跑、跳跃，即使打喷嚏也不会有尿液流出，弄湿你漂亮的内裤，使你的内裤一直保持干爽。

小贴士

请服用复合维生素制剂

服用孕妇专用复合维生素制剂。有些维生素剂量过高，孕妇服用会对胎儿产生不良影响。在孕妇专用复合维生素制剂中，所有最重要的营养成分配比合理。请咨询医生，他会给你开出适合你服用的制剂。

好消息

当人们获悉怀孕的消息后，第一反应是惊喜，第二反应是从即刻起应该更加健康地生活。你要逐渐习惯比较健康的生活方式，比如，晚上不再小酌一杯，回家的路上不再买土耳其肉夹馍，在以后的日子里你仍然可以保持这些好的习惯。刚开始时这样的转变会让人觉得难以忍受，但是，养成习惯后这样的生活方式将给你带来很多益处。

人们常说，孕妇像"含苞待放的花蕾"，这种说法是有根据的。我坚信，任何女性只要放弃不良嗜好，有充足的睡眠，都可以像含苞待放的花蕾一般美丽！你要明白的是，体内的纯洁、干净是你健康和美丽的根基。一想到这一点，为此而做的改变就不会让你望而却步。对于很多孕妇来说，改变不良的生活习惯并非难事，因为之前的一些不良嗜好不能再给她们带来欢愉。在正常情况下，放弃这些嗜好会有一定的难度。

准妈妈的担忧

如果你是在为如何做母亲而发愁的话，那么，这一章即为你而写。据我所知，我的大部分女性朋友都有这种担忧，相信你也是如此。

作为母亲将遇到的窘境和问题能列一个很长的单子，大部分孕妇满脑子装的是分娩、尿布一类的问题，有时让人不寒而栗，对未来充满恐惧。

值得庆幸的是，你有我的前车之鉴。我将尽最大的努力，减轻你的负担和压力。假如我做不到的话，你还可以观看自己喜欢的电影，分散一下注意力，或许从影片中也可以得到一定的启发。下面介绍的是孕妇的担忧和怀孕时经常出现的问题，我将给出一些能起安抚作用的建议。

我没有做母亲的感觉

即便我是宝宝的亲生母亲，但是我不能成为一个好母亲，我要放弃做一个好母亲的努力。这种想法对于一个孕妇来说简直就是灾难！如果你有这种想法的话，还不如养宠物、种花草，而不是生孩子！

当然，这只是跟你开个玩笑。在宝宝出生之前，大多数孕妇都没有做母亲的强烈愿望。但是，这并不能妨碍她们成为伟大的母亲。即使在分娩后，仍然有许多人还没有找到做母亲的感觉，这是个人隐私，多数人不愿过多谈及。本书在后面的章节里会涉及这个问题。

现在还不清楚"母亲的感觉"究竟是什么，它有哪些内涵。就像一个女性的性欲一样，母亲的直觉也不尽相同，因人而异。成为母亲之前，没有人要求你一定要有不可抑制的渴望成为母亲的感觉，把地球上的孩子都看作是自己的心头肉。"母亲的感觉"有着不同的表现形式。例如：

注意到了自己周围有宝宝或者幼儿的存在，我在怀第一个宝宝的时

候就达到了这个境界；

在与一个孩子单独相处时不至于心烦意乱；

觉得孩子很可爱；

每次在电视上看到尿布的广告时能发出欢呼声；

获悉熟人或者完全陌生的人怀孕时，能激动得热泪盈眶；

购买婴儿服装，即使你现在还没有怀孕，甚至还不知道谁能使你怀孕，宝宝的爸爸应该是谁；

喜欢新生儿的味道，不要自认为可能会喜欢；

给一个陌生的孩子擦鼻涕而不觉得恶心（生完孩子后13年我仍然没有达到这种境界）。

在你的宝宝出生前，无论你达到何种阶段都无所谓。在宝宝出生后，你会有截然不同的感觉，这种感觉不一定是具有更加强烈的母性。在我生第一个孩子之前，我从未有过强烈的做母亲的愿望。在马路上遇见孩子时，我非常平静地从他们身边走过，没有欣喜若狂的感觉，在怀孕的前5个月没有真正意识到我即将成为母亲。在为未出世的宝宝选择童车的时候，我学着如何将它折叠起来，此时此刻我才意识到自己即将为人母。

幸运的是，当我第一次把我的宝宝抱在怀里时，我脑海里发生了变化。从那时起，我不能看到哭泣、不幸的孩子，一旦看到就马上想过去安抚，把他们逗笑。这就是母亲的天性，大部分女性都是如此。有某个阶段，我也感觉自己非常缺少母性，至今我也没找到原因。这些都已经过去了，我很快就深深地爱上了我的第三胎。

🔘 小贴士

你不要苦思冥想，因为你现在做母亲的感觉还不够

一旦宝宝呱呱坠地，这样的情况会发生变化。即使你仍然没有充分

的做母亲的感觉，你也会无微不至地关怀宝宝。在宝宝还未出生前就为此而担心实在没有意义，你只需要耐心等待将要发生的事情。你也不要试图说服自己，还没有做好即将为人母的准备。只要你有心要生孩子、具备生育条件、看重自己、懂得幽默，你就能成为一个好母亲。

我不想发福

很多女士有这种想法，让人感到非常诧异。你为什么要发福呢？如果你现在不胖，而且又注重外表，想一直保持体形的话，那么，一次孕育为什么能使你变胖呢？比如说：你夏天想去加勒比海，但是又担心太阳灼伤皮肤，怎么办呢？你涂上防晒霜，待在阴凉的地方，或者带上一个大草帽，问题不就解决了吗？太阳哪能灼伤皮肤呢！

 小贴士

不要给体重增加负担

的确，担心孕期发胖是很正常的，因为许多超级苗条的模特有过这样的经验教训。但是，也有一个好消息带给你：如果你特别注意饮食，知道自己都吃了什么，继续注意自己的身材，不要以怀孕为借口胡吃海塞，你绝对不会因为怀孕而发福。你的臀围可能会变得圆润一些，这看上去很美，而不是肥胖。在后面的章节里还要谈到这个问题。

我的体形会遭到彻底破坏吗

这种担心也是多余的。怀孕会使你的身体发生很多变化，但不一定会破坏你的体形。可以通过努力复原很多你不想要的改变，只要你有信心就可以做到。

如果你想真正了解怀孕会使你的身体发生哪些变化，下面将几个赤裸裸的事实呈现在你面前：

分娩后有长一个"泳圈"的可能，但是，很多人却没有长。

你的胸部会变得坚挺和丰满，令人高兴。但是，以后将逐渐萎缩，还会失去以往的弹性，令人懊恼！你要适应这种变化，认识到这些变化是你新生活的一部分。你买一个带支架的胸罩，问题就会迎刃而解。

也可能会出现静脉曲张现象，初次怀孕时很少出现这样的状况。这种现象更多的是遗传原因，而不仅仅是怀孕造成的。如果你的外祖母、母亲有静脉曲张的话，无论你是否怀孕生孩子，你都有罹患这种病的风险。

分娩后你的腹部会有一段时间显得比较松垮，通过锻炼可以复原，只要你想，你就能做到。但是，有的女性喜欢她们软软的腹部，有的不喜欢，各有所好。

对分娩后的腹部赘肉、松弛的胸部要有一个正确的理解，你毕竟已经孕育过生命。与宝宝带给你的欢乐相比较，它们显得是那么微不足道。

如果这一切消除不掉怎么办

这个问题很难回答，有把一切搞砸的可能性。也许由于疏忽大意，你把孩子忘在了加油站，因为你当时正集中精力打开一盒果仁巧克力；也许由于你的胸部突然下垂，使你的婚姻亮起红灯；也许你的孩子长大后会恨你，沾染上毒品，甚至走向犯罪的道路；也许之后人们会在你的身后指指点点，你的脑门上被贴上"可怕的母亲，她把一切都搞砸了"这样的标签。

也许你能给自己一个惊喜，把一切事情处理得非常好。具有挑战性的是你不知道该如何去做。情况在不断地发生变化，除了随机应变、期待最好的结果，你别无选择。也许你必须降低要求，以迎合要照顾宝宝的现实情况，同时还要保持清醒的头脑。也许以上的所有假设都是多余的，你能做好一切，不会搞砸。

我的工作怎么办

工作是件比较棘手的事情，在某种情况下将给你带来一定的困难。

有些职业的确不适合一位正常的母亲，比如，你如果是德国总理的话，你每天要工作 14 个小时，一年 365 天都要上班。还有一些另外的职业，如航天员或者类似的职业，其特殊性也要考虑在内。

如果你既不是总理，也不是航天员的话，那么，生孩子不会影响到你的前程。现在大家考虑更多的是孩子的照顾问题。如果生完孩子后继续工作，那你就要准时离开家，考虑孩子生病了怎么办？在情感上你每天都要背负着巨大的压力。后面有专门的章节介绍生育后的女性如何重返职场。

目前很多女性处于两难的窘境，在想要孩子的时候恰逢事业的上升期。二十几岁的时候，通过努力工作她们的事业已经达到了一定的高度。一旦停止工作，待日后从零再开始，以后是否会因此而心情郁闷呢？这样的担心是可以理解的。

最终要解决的问题是：什么对你更重要？是你的事业，还是把时间留给你的孩子？这个问题只有你能回答，没有人能替你回答，在你的内心深处或许已经有了答案。你要明白的是：鱼和熊掌不能兼得，更何况你的能力和精力也不能保证你百分百能顾全这一切，一定要有取舍。

这里要提醒你的是：你刚参加工作就想怀孕或者已经怀孕，请不要对老板隐瞒，以便他及时找到接替你的合适人选。不然的话，对接替你工作的人也不公平，应该给别人留出适应工作的时间。

请不要做让你感到不幸福的决定，也不要在某种压力、某种担忧、有某种负罪感的情况下被迫做决定。只做合自己心愿的决定，一切都会好的。

医生经常检查隐私部位，使我感到非常不舒服

关于这个问题，我首先想到的是：你已经是个成人，妇科医生见得多了，在给你检查子宫的时候，他们不觉得有什么好奇。你的隐私部位与接生员检查过的无数的其他孕妇的隐私部位没有什么区别，几乎没有使你感到尴尬的事情。在怀孕期间以及在你分娩后，你的确要接受一系列的检查。即使你有很大的耐心，也难免有不耐烦的时候。很遗憾，这是每位母亲都要面对的局面。你把自己想象成一辆汽车，必须接受年检，这样也许会让你略感轻松。

想到疼痛我就不寒而栗

有这种想法是个良好的信号，说明你是一位正常、健康、聪明的女性，完全清楚分娩带来的痛苦。另外还说明，对于"为人母"这件事你已经做了充分的考虑，现在遇到了难点。只要你了解了以下事项，这一难点是可以克服的。

分娩可能是一生中最疼痛的经历；

不过事实表明，在某种特定的条件下，这种疼痛好像不是那么难以忍受；

现在有很多止疼手段，不会感到特别疼痛，一切都会好的；

你设想一下：疼痛的结果是你得到一个宝宝，宝宝将长大成人，最终也要做父亲或者母亲，他（她）将给你生活带来快乐和爱。与这一切比起来，12小时的疼痛又算得了什么？

一旦你成功分娩后，在家里就可以很自然地享受一些特权：你可以坐在没有水龙头开关那一端的澡盆里泡澡，可以不用再去倒垃圾，也许你每晚都可以享受足部按摩。如果你老公对这些特权有异议的话，那么，你可以请他用水果刀刮胡子，问他是什么感觉。这时，他会立马变得温柔体贴。

如果我与老公的关系即将走向破裂怎么办

这种状况听起来并不乐观，孩子对夫妻关系将会产生巨大的影响。为了孩子，如果这时你选择忍气吞声、尽量维护夫妻关系的话，那么，站在孩子的角度，我同意你的做法。在现实生活中，孩子出生后夫妻关系一定会发生彻底改变，不管之前你们关系的好与坏。其实这种改变甚至在孩子出生前就已经开始了。

 小贴士

学会沟通

缓和夫妻之间的关系只有一种可能：夫妻双方敞开心扉，把所有的问题都摆出来。与此同时，你要清楚自己的处境，弄明白自己到底要追求什么，以免迷失方向，走上一条通往不幸的道路。在本书"新型关系"一章里，还要对这一问题进行认真探讨。我建议，把你所有的茫然和恐惧开诚布公地告诉老公，相信事态将会向好的一面转化，而不是一开始就做好了失败的打算。

生孩子年龄太大或者太年轻

即使你有这种担心，也不可能同时面对这两个问题。对于生育而言，没有一个"理想"的时间节点，这个时间对你合适，可能对另外的人就不合适。我生孩子时还很年轻，体内充满巨大的能量，任何人都不能小觑体能的重要性。因为年轻，我怀孕时没有感觉多么受罪，30岁的时候我就结束生育。不过，我现在还留着所有的婴儿用品，以防意外怀孕会用得着这些东西。不久之后我就能穿我女儿的衣服，她们的衣服更时尚。但是请不要忘记，我所付出的是整个二十几岁的光阴，我的事业已被荒废。即使那时我希望某天能回到职场，在职场也没有光明前途可言。我和老公在一起不久就有了孩子，我们的二人世界没有持续多长时间。现在我已经重返职场，既要照顾家庭，又要工作，其实是很辛苦的。

对于那些年龄较大才做母亲的女性来说，她们的优势在于：她们已经工作了很长时间，取得了一定的成绩，并且有了比较丰厚的积蓄，同时也非常明确自己的需求是什么，尽可以充分享受做妈妈的美好时光。但是，年龄越大，就越难怀孕。即使怀上孕，身体也会感到特别疲惫，分娩后也很难恢复体形。其次，也很难忘记那些无拘无束的、没有孩子的悠闲时刻。另外，30多岁、40多岁的时候再重新开始工作，想再重返事业的巅峰绝非易事。

早生还是晚生各有利弊，最主要的是首先遇到一个知音，然后才能考虑生育的问题。在这里，我想提醒想要孩子的女士们注意，一定要掌握好你的生物钟。科学的发展突飞猛进，在生育领域取得了巨大的成就，使人50多岁依然能够怀孕生子。但是，你设想一下，穿高跟鞋适合爬山吗？高龄生育是同样的道理，不值得提倡。

到目前为止，我已经说出了你的一些担忧，相信这些担忧一直盘踞在你的脑海里。本书后面的内容还要多次谈到担心、疑虑、恐惧以及世界末日即将降临般的心情。但是，我相信综上所述至少能给你一些帮助。

事实上，在成为母亲之前，你的确要经历很多恐惧和担忧，我并不是夸大其词。我的目的是：把这些所有可能出现的不快都摆在你的面前，然后想办法解决，使你在成为母亲的道路上走得更加轻松、顺畅一些。

在怀孕这个问题上，平时非常理智的女性也会做出一些不可理解的荒唐的事情。前面我介绍了怀孕准备工作，下面要谈的是如何过渡到母亲这个角色。

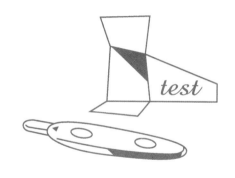

万事开头难——怀孕亦是如此

注意啦，你即刻踏上成为妈妈的旅途，在妈妈的角色中有一定的冒险成分。现在我详细地向你介绍关于乳头、荷尔蒙、盆膈肌以及松紧带裤子方面的信息。开弓没有回头箭，你想要孩子就应该记住这一点。准备好了吗？怀孕的前几周可能是你生活中最令人紧张的、最耗费体力的、最混乱的、最让人毛骨悚然的时间。你的心情非常亢奋，就像注射了兴奋剂一样，而你的身体却出现了明显的不适感。你的担忧和恐惧也像霉菌一样在适合它的潮湿、温暖的环境里疯长。这时你可能会自问，我真的怀孕了？同时你还要学着安慰自己：随着时间的推移，一切都会变好的（但事实并非如此，不过你现在不用担心那么多事情）。你只要度过第一次的惊喜，接下来一切马上可以走向正轨。

决定性的时刻

现实生活中确实有这样的女性，直到分娩她们才知道自己怀孕了。对于这些女性来说，她们最多只注意自己的腹部稍稍隆起，某天上厕所，突然有种"奇怪的感觉"，然后就生出来一个发育成熟的宝宝。此刻，她们才明白怎么回事，才知道精子和卵子结合孕育出了新的生命。这只是极个别的现象。对于大部分普通女性来说，怀孕是改变生活的新事物，孕棒测试结果就可以告诉你是否怀孕。虽然可以使用各种各样的孕检方法，其原理都是一样的。有些女性有迫切的怀孕愿望，但是久久怀不上孩子，每次测试都使她们失望至极，这是非常残酷的现实；有些女性不想那么早要孩子，而偏偏她们又怀孕了，这真是不可思议！

测试是否怀孕是一个非常重要的时刻，感觉像要决定自己的命运一样。不知你是否同意我的观点。

一个简单的测试结果带给你的是至少三个人的生活要发生变化的信息。这是否多少会让你觉得茫然？从孕棒告诉你怀孕的那一刻起，宣告你在此之前的生活方式将要终结，你要面对很多变化，有些变化你根本就想象不到。

新的生活随即开始。请你尽快做出改变，以适应新生活。

累、累、还是累

怀孕之前你肯定知道"累"的滋味，比如，玩通宵后，早上你会感到疲惫不堪。当你连着加一个月的班，每天要工作到深夜时，你会有精疲力竭、身体被掏空的感觉。过上一段时间你就会发现，你消瘦了许多。是的，你肯定品尝过"累"的味道。不过在你怀孕后，这个概念会有新的定义。

当你老公的精子与你的卵子结合后，一个全新的、疲劳的世界就展现在你的面前。怀孕使你变得非常懒惰，让你无精打采、情绪低落，感觉世界末日即将来临。对于我来说，突如其来的懒惰是怀孕发出的第一个重要信号，这种感觉在孕期始终伴随着我，挥之不去。腹中的这么一个肉眼几乎看不见的小东西，怎么能把一位成年女性折磨到如此地步？这还不算什么，更严重的情况还在后面呢！

小贴士

这段时间坚持下去的办法

想办法隐瞒怀孕的实情。如果你还没有做好准备向亲戚和朋友告知你怀孕的消息的话，那么，你就要找出令人信服的理由说明你的状况。你要解释为什么老在办公桌后面待着不愿意活动？为什么早上突然不愿意喝咖啡？

不要与这种懒惰抗争。这种懒惰不是多喝几杯浓咖啡就能赶走的，怀孕期间你根本搞不明白身体需要什么。怀孕初期的倦怠只能通过增加睡眠缓解，没有其他良方。没人能讲明其中的缘由，上天可能现在让你多睡一些，来弥补以后许多个不眠之夜。

注意活动。你无论多么倦怠还是能够活动的。脸颊上的红晕会让你看上去更加妩媚，或者更加精神。在这一刻，你也许会暂时忘记痛苦的感受。可以做一些力所能及的运动，但不要进行激烈的运动，也不要尝试新的运动项目。你要明白，你的身体现在肩负着重要责任，让它做能做的、并且它熟悉的运动。

你一定要谨记，这一阶段很快就能过去。如果可以的话，请你把这句话写下来，贴在镜子上，以给自己鼓励和希望。一般来说，这种倦怠现象会持续一个月。静下心来，好好休息，因为你的身体需要休息。同时，企盼着更加美好的时光尽早到来。

怎么告诉别人我怀孕了

什么时候才能把这个消息告诉周围的人？怀孕的前几个月风险最大，流产经常出现在怀孕的前12周里。我建议在此之前你可以保守秘密，待度过危险期后再宣布也不迟。因为你要怀胎9个月，在那么长的一段时间内，你周围的人早晚都会知道你怀孕的消息，任何时候告诉他们都是一个惊喜。如果亲戚或者朋友能够看出来你怀孕的话，那样更好，说明你已经处在了怀孕安全期。你在确信自己怀孕后就告诉身边的人也有益处，他们能帮助你度过最初的不适阶段，你也可以向他们倾诉，以缓解不适感。如果在怀孕的前几周真的出现了糟糕状况（遗憾的是流产的概率并不低），亲戚和朋友能帮助你渡过难关，你从他们那里能得到安慰。什么时候发布怀孕的消息，由你自己决定。

什么时候告诉老板，他会有何种反应

什么时候告诉老板你怀孕的消息，应该根据自己的情况决定。也许你与老板的关系很融洽，你公司的管理非常人性化，当得知你怀孕的消息后，会给你送上一束花，或者是一双宝宝鞋。如果你参与一个大型的项目，而该项目在你预产期前 3 周要结题的话，那么，你怀孕的消息可能不会让人感到那么兴奋。

身体的变化将引起你和其他人的注意

你老公也会对下面介绍的内容感兴趣。

你一旦怀孕，身体将发生彻底的改变，变化的速度之快令人吃惊。怀孕后一个积极的"副作用"就是你的胸变大了。即使你以前是"太平公主"，由于胸部的变化也会赢得很高的回头率。

你怀孕后的最初几周其他的一些明显变化有：

你的胸部明显变大、也变得敏感，同时感觉胸部发胀。

乳头周围的皮肤变暗（这个区域的学名叫乳晕）。

你可能有时会感到头晕。

收腹越来越困难，感觉就像月经前的腹胀，但是这种感觉不会马上消除，而是越来越严重。

你尽管感觉很疲倦，睡眠却很差，这会让人感到不可思议，但事实的确如此。

夜里突然做噩梦，梦见你已经有了宝宝，把事情搞得一团糟。你把宝宝从高楼上的窗户扔了出去，把宝宝遗忘在某个公交车站，或者是在吃饭前忘记把宝宝从浴盆里抱出来，等等。不要为这些噩梦担忧，这完全是正常现象，准爸爸有时也会做这样的噩梦。

现在你感觉越来越差，甚至有时会呕吐。

我的身段变得恐怖之极

从前我一直在想，怀孕的后期我会像一头母牛那样难看，至少我会感觉自己那么难看。事实上，我几次怀孕中的情绪低落，都是发生在我的身段完全被破坏之后。

一旦人们能看出来你怀孕，你要试着与日益膨胀的肚子交朋友。如果既不能看到你的身段，也不能看到你隆起的腹部的话，那你看起来一定会像个水桶。如果是这种情况，我宁可写张纸条贴在自己身上，上面写道：亲们，你们还不知道吧，我已经怀孕三个多月了，我优美的身段将告别一段时间。请你有点同情心，不要对我不屑一顾。

我真的没办法对付晨吐

对于成千上万的女性来说，晨吐是她们怀孕后必须经历的磨难，呕吐不仅仅出现在早晨。我每次怀孕的前几个月，都会出现呕吐现象，绝大部分孕妇亦是如此，只是恶心的程度不同罢了，有的轻一点儿，有的重一点儿。据我所知，恶心与荷尔蒙有关。

每天早上你都有明显的不适，原因可能有：

早上，荷尔蒙的水平基本上是最高的。

早上，你的胃是空的，所以你的反应更加强烈。

可能是母亲的天性在提醒你，不要吃过多的巧克力制品，最好喝一杯新榨的柠檬汁。这时候不要再为发福而担心，发福是避免不了的。

与其他孕妇相反，我一般是在晚上感到恶心，白天一切都好，下午三四点钟开始不舒服。从这个时候起我要忍耐，一直等到老公下班回家。然后我立马上床休息，争取睡着，以此度过难熬的时刻。

我恶心时最不能忍受的是，只能干呕，根本吐不出来。当时我认为只要能吐出来，就会好受一点儿。我每天都要忍受几个小时的折磨，就像坐在一只船上，被 20 米高的巨浪掀起来一样。这种感觉整整持续了 3 个月。

为什么偏偏是我在怨天尤人

你根本不是怨天尤人。长时间的恶心和呕吐耗尽了你的体力，你的内心也备受煎熬。对于我的许多朋友来说，这个时段的反应是最强烈的，许多人认为比分娩还要痛苦。你不要勉强保持镇静，该发泄就发泄。晨吐不是通常意义上的不适，它的确让人受不了。请对自己好一点儿，在这段时间更应该关爱自己。唯一的安慰是：不久会好起来的。

我一直不舒服，吃得太少，会影响胎儿吗

你不要担心，对胎儿不会有什么影响。你只要能稍微吃点饭或者喝点东西，就不会影响胎儿的发育，对胎儿来说一切正常。因此，之前体内有点储备还是必

要的，胎儿会从你近年来体内的积淀中获取所需要的营养。所以，即使你有月余时间不怎么吃东西，像个令人窒息的僵尸一样游走，胎儿也能够从容地生存下来。但是，如果你是滴水不进或吃喝完后接着全部吐出来的话，建议你还是去看医生。的确有一种被称为"孕妇剧吐症"的疾病，幸运的是，罹患此病症的孕妇寥寥无几。这种疾病的症状是：只要胃里面有点东西，就全部吐出来，毫无保留。罹患这种疾病的孕妇一般要住院治疗。我的一位女友就是这种疾病的受害者。尽管这种病症很折磨人，但是医生能找到对付它的办法。

怎么才能让自己感觉舒服一点儿

为了能暂时驱走不适，让自己感觉好受点儿，你可以去看场自己喜欢的电影，或者用高级化妆品化妆。如果这些建议都不适合你的话，那我真不知道该怎么解决这个问题了。我从周围的朋友那里收集了一些止吐的方法，不知是否对你有用。

 小贴士

应对呕吐的几种方法

可以试着吃姜，蜜饯姜，喝姜茶或者服用姜胶囊，也可以吃几块姜味饼干。

少食多餐，不至于胃里完全没有食物。

多次、小口喝水。

多休息，增加睡眠的时间。

睡觉的时候左侧卧。

闻闻薄荷的味道。

尽量多呼吸新鲜空气。

指压按摩：按压前臂正中间距离手腕4毫米的位置。我本人对这个方法持怀疑态度，不过你至少可以试试。

吃坚果、鳄梨、全麦制品，这些食物含有维生素 B_6。

吃燕麦制品，燕麦面包或者干果。

吃含铁量高的食品，如牛肉、沙丁鱼、鸡蛋和绿叶蔬菜。

就我本人来说，以上的方法和食物我都尝试过，对我没有任何作用。当时，我每天要多次刷牙，刷牙后感觉好一点儿；闻到煮好的咖啡的味道也觉得轻松一些；能喝不含糖的汽水。总之，应该自己摸索，看吃什么东西、用什么办法能减轻你的痛苦。

现在网上也有很多"自然"的对付孕吐的方法，有孕妇棒棒糖、抗呕吐手表，还有 CDs，里面录有能起到安抚作用的大海的声音。如果你想购买这些产品，建议你不要提前购买，看看自己的情况再做决定，你也许不会出现孕吐症状。

在咨询医生之前，孕吐时千万不要吃止吐药。的确有很多止吐药，但是，并不是所有的止吐药都适合孕妇服用。

另外，你自己要有心理预期，不是每个孕妇一定会呕吐 12 周，今天还在呕吐，明天可能就恢复正常，不吐了，这样的情况也许会发生在你身上，遗憾的是，这样的情况很少出现。我周围的熟人和朋友的经历各不相同，就我本人而言，每次怀孕都要呕吐大概 12 周的时间。在现实生活中，也有的孕妇根本没有呕吐的感觉，的确让人羡慕啊！但是，也有的孕妇是倒霉蛋，整个孕期一直在呕吐，而且一天三次。

另外，怀多胞胎的孕妇呕吐反应程度将增加，怀第二胎要比怀第一胎呕吐得厉害。

什么可以使你兴奋

如果你担心、害怕会出现什么状况，或者你对作为母亲的新生活感到恐惧的话，请你不要着急，下面介绍几个有安慰作用的方法，能够帮助你平安度过 9 个月的孕期。

做母亲是我能经历的最美好的事情。

请反复阅读这句话，并且把它打印出来，贴在自己的脑门上（最好是反向书写，以便在照镜子的时候你能够读取）。自言自语地说这句话，不只是说说而已，你一定要坚信不疑。

一旦成为母亲，你将改变自己对生活中所有事情的看法和态度。诚然，做母亲不是一件容易的事情，要面对无法想象的挑战。但是，请相信你一定能做到，能扮演好母亲的角色。

生完宝宝后，你仍然能恢复以往的身段，看起来还是很性感，请你要有自信。

做母亲并不意味着你要彻底改变自己。你晚上依旧可以外出，仍然可以继续工作、去购物、去旅行、去和女友们聚会。也许外出的次数会减少，但你不用完全放弃。

母亲节你还可以得到礼物，多么好啊！

做了母亲后，当你怀抱宝宝乘坐飞机的时候，你还享有优先登机权。

假如有一天你的情绪陷入低谷的话，那么，我就可以闭上眼睛设想：我的宝宝从婴儿成长为小学生、从青少年再到长大成人，我会陪伴他（她）一起度过许多美好的时光，母亲的角色将使我的日常生活变得丰富多彩。这时你可以自问：我还有什么可以担心的？

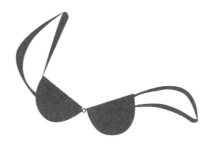

怀孕的中期阶段

理论上说，大约 12 周以后孕育就进入一个新时期，孕妇也感觉相对轻松一些，呕吐的症状有所好转，这就是所谓的孕期第二阶段。我把这一阶段称为怀孕的中期阶段，事实也是如此。在这个阶段，孕妇的身体将发生明显变化，你"真正怀孕了"，心里好像有无名火在燃烧，感到很累，也容易发脾气。到目前为止，你也会真正感觉到"自己怀孕了"，意识到宝宝在肚子里发育成长，自己就要做母亲了。这时，你可能仍然有些担心，你一定要安慰自己：我会逐渐习惯这个新的角色。

在接下来的日子里，你还会遇到一些身体和精神上的困难，不过，你能够从容地应对这些困难。在下面的内容里，我将向你介绍如何使"真正怀孕"的女性较轻松地过渡到新的状态里去。

还有更多的身体变化在等着你

怀孕不仅仅使腹部和胸部隆起，同样你也要经历很多其他的变化。在你身上所发生的这些变化，大部分都发生在使怀孕更加明朗化的身体部位，其中也包括大脑里的变化。你每天要面对一个全新的你，这至少不会使你觉得无聊吧。

靓丽的头发

终于有个好消息可以给你分享：在怀孕的中、后期，许多孕妇的头发变得既茂密又光亮。出现这个现象有两种解释：一是孕妇基本不掉头发；二是在怀孕期间孕妇停止了烫发、染发以及其他损坏头发的所谓"美发"。如果你之前的头发很乱的话，那么，怀孕后不久，你的头发就会变得特别顺滑且有光泽。这时，你要考虑稍微改变一下自己的发型，以适应日渐茂密的头发。

建议你不要因为怀孕就要给自己换个全新的发型。这时候你脑子可能有点儿乱，因此会相信新发型会对大腹便便的你起到一定的安慰作用。事实并非如此。新发型有时会更加难看，让你更加伤心。

漂亮的指甲

在怀孕的这个阶段，不仅头发变得靓丽，指甲也比之前更加漂亮。有的孕妇指甲比孕前长得更快，难道这时不应该去享受美甲服务吗？

臀部的变化

很遗憾，身体的这个部位也要经历一些改变。如果你之前一直为你紧绷的臀部感到自豪的话，那么，怀孕后你的臀部以及腿部都要发生变化，应该暂时翻过为臀部感到自豪这一页。即使你特别在意臀部和腿部的美感，它们仍然会发生你不想看到的变化，你的身体如着魔一样快速地横向增长，根本不会顾及你对时髦的要求。分娩后，脂肪的堆积也没有就此而停止，不会随着你的意志而转移。

胳膊的变化

胳膊还有什么变化吗？是的，胳膊可能要变得比从前圆润一些。因为，从生物学的角度分析，一旦生了宝宝，妈妈们需要一双有力的臂膀，才能抱起她们的宝宝。你不用担心周围的人会注意到你胳膊上的"赘肉"，稍微锻炼一下就会消失的。

脸部的变化

怀孕初期，对于脸上可能会出现的变化我根本没想那么多，也最不愿意接受面部的改变。我健壮的臀部和隆起的腹部没有让我感到不安，对于变大的脚踝我也能够比较欣然地接受。但是，在我的整个孕期，我的脸一直是肿胀的，真让我受不了。很遗憾，对于孕妇来说，这种现象是经常发生的。对这样的满月脸，人们束手无策，你只有认为它是美的，没有其他办法。不过，有的孕妇在满月脸的衬托下，反而看起来更加年轻、漂亮。但是，我个人认为高高的颧骨更加性感、妩媚，这就是所谓的各有所好吧。

妊娠线

就是这条线！在怀孕3个月的时候，从肚脐到会阴会出现一条浅褐色的线，它表明妊娠一切正常。我的妊娠线出现得比较晚，我还曾非常焦急地等待过。几乎全部与怀孕有关的书上都写道，孕妇应该有一条妊娠线，但事实并非如此，也有不长妊娠线的孕妇。我的妊娠线刚出现，我就希望它立马消失。这条线的长短、粗细，取决于妊娠期间的激素水平，会在分娩后一年内自然变淡直至消失（如果你幸运的话）。

乳汁的分泌

大约在怀孕后的第 20 周，你的乳房接收到来自于大脑中枢神经的信号，告诉它该分泌乳汁了（请不要忘记，什么事情都不能一刀切），而且速度要快。宝宝马上就要出生了，需要乳汁啊。乳房需要提前练习，以免出现"抛锚"状况，你的乳腺会得到这些指令。乳房刚开始分泌的东西看上去有点儿奇怪：不是真正的乳汁，而是很稠的黄色油脂，它被称为初乳。

如果你觉得我现在说得太多、话题扯得太远，那接下来我就换一个话题。我不过是想及早提醒你，做好变成母牛的准备。

胃灼热

如果你一直感到胃灼热的话，那么，你的确要经受真正的煎熬。一般来说，随着胎儿月份的增加，胃灼热的程度会逐渐加重。胃灼热给我带来了很大的痛苦，睡觉之前必须喝一杯牛奶，吞服抗胃酸的药片，否则根本无法入睡。抗酸剂对胎儿不利，为安全起见一定要咨询医生后再服用。

睡眠干扰

在怀孕期间，你一定会有各种各样的想法，考虑很多问题。随着月份的增加，胎儿的活动频率和活动幅度也会相应增加。因此，睡眠问题是孕妇要面对的又一个新的挑战。真是不公平，按理说这时孕妇需要"储备"睡眠。请问达尔文先生，孕期的睡眠干扰能带来哪些变革性的益处？

奇怪的欲望

在怀孕的前几个月里，一些孕妇对某些食品的欲望简直让人不能理解，这真是个超奇怪的现象。孕妇突然特别想吃奶油、酸黄瓜、木炭、生圆葱等，这只是个谎言，是人们想象出来的。实际情况并没有那么夸张，在此我要戳穿这个谎言。

我怀孕的时候在饮食上没有奇怪的欲望，只是突然间不想再吃之前特别爱吃的食品，比如我之前特别爱喝热可可，一次能喝一升，怀孕后喝它就像喝变了味的啤酒，而绿色沙拉根本就吃不下去。对于大部分孕妇来说，咖啡是她们不能忍受的饮品，而我却非常愿意喝，一点儿问题都没有。请做好心理准备，你怀孕后一些东西的味道会发生变化，不仅仅是食品和饮品的味道。现在告诉你，免得以后你对此感到奇怪。

大腹便便

现在你的腹部真正隆起了，你同时还注意到了出现的其他状况：背部疼痛、腹部肌肉疼痛、坐卧不安等。尤其在夜晚，你的将军肚使你感到格外不适。你最好选择侧卧位，在两腿之间放一个枕头，这样的姿势可以减轻腹部给你带来的压力。想象一下，两腿之间的枕头是布拉德·皮特，这样你就会感觉舒服很多，不信试试看。

皮肤

皮肤是身体最大的组织，即使你老公有不同的看法，你也一定要相信这一点。怀孕将对皮肤造成很大的影响，这样的说法不会使人感到惊讶。不只是怀孕期间，分娩后你的皮肤还会出现各种各样的问题。我怀孕的时候有几个部位的皮肤颜色变暗，如眼睛周围的皮肤、嘴巴上面的皮肤，这是由于体内荷尔蒙的改变造成的色素沉淀。

皮肤变暗看上去的确很丑，我非常痛恨这个变化。现在有很多护肤品，具有提升皮肤亮度的功效。根据我的经验，只有一种办法可以推荐给大家：每天应该涂抹防晒指数为 50 的防晒霜，避免阳光的照射。同时你要意识到，别人不会像你自己那样在意你的色斑。分娩后色斑会逐渐褪色，我的色斑在生完宝宝四年后才完全消失。

暂时住在你腹中的小人儿

大概在怀孕 4 个月的时候，你第一次感觉到胎动。

胎动是孕妇在怀孕期间能经历到的独特的、最美妙的、同时又最富有戏剧性的事情。说它独特，是因为一个小人儿在你的体内运动；说它美妙，是因为它使你从内心与宝宝紧密地联系在一起；说它具有戏剧性，是因为它有时会让你感到特别不舒服，甚至于疼痛。设想一下，如果一个小贝克汉姆在你的腹中折腾的话，你会是什么感觉？

当胎儿第一次在你腹中活动时，你并不是感觉到似乎是一个小手或者小脚丫在动，而是有胀气的感觉，好像有许多小气泡在你的腹中游动，不会再有其他感觉。当你感到腹中的游动越来越明显时，你可能会琢磨，我是不是吃了什么不该吃的东西？突然有一天，你会感到胎儿真的踢了你一下！这是一个神奇的时刻！遗憾的是你老公体会不到，因此不能与你分享。当这一刻来到的时候，你彻底意识到：我怀孕了。

在接下来的几周里，胎动越来越有力，到怀孕的后期，你能感觉到胎儿所有肢体的活动。我怀孕的时候，经常坐在浴缸里与肚子里的小小体操运动员交流，时间长达一个多小时，用手温柔地抚摸胎儿撅起来的小屁股，用手指挠他（她）的小脚丫。这听起来好像不可思议，但是能转移你的注意力，不至于沮丧地盯着自己变粗的双腿发呆。

！ 重要说明

当你某一天突然意识到胎动减弱，请立即跟你的医生联系。你也可以直接去医院，让医生检查一下，看你的宝宝是否一切正常。但是，有时也不必大惊小怪，胎儿毕竟也需要休息、睡觉。当你急匆匆来到医院里让医生检查胎动变弱的原因，检查后医生告诉你，胎儿正在打瞌睡，你是不是觉得自己很可笑啊。

妊娠纹

一听到"妊娠纹"这个词，有许多准妈妈就不寒而栗。妊娠纹这个概念不完全正确，有一定的误导作用。并不只是由于怀孕才使得隆起的腹部上长满条纹，不怀孕的人也同样会有这样的条纹，只是颜色深浅、条纹粗细不同而已。有的人在少女时期就长出了这样的条纹，一些男人也有。所谓的妊娠纹是长在皮肤上的红色的细线或者斑点，时间长了颜色会变浅，有时也可能比正常皮肤高出一点儿，比较显眼，这是极少见的现象。令人不快的是，是否长这样的条纹，完全取决于遗传因素，那你只能祈求自己有良好的基因。令人高兴的是,许多孕妇没有妊娠纹，即使有，也会渐渐退却。

⌾ 小贴士

怎么做能够防止出现妊娠纹

涂油和护肤乳。油和护肤品是否能真正起作用一直存在争议，尽管有争议，也有很多好的产品值得一试。不管这些产品的效果如何，用了这些产品你会心安一些，因为你毕竟为了对付妊娠纹做过努力。我当时用的是纯维生素E和麦芽油的混合乳剂,从药店买的,比从医院里买便宜。涂抹后我的皮肤变得光滑、有弹性。

锻炼。如果你一如既往保持锻炼的话,那么,你的皮肤也会得到良好的保养,在一定程度上避免了妊娠纹出现的可能性。建议你去健身房做些针对性的锻炼。

在任何情况下都要把自己打扮漂亮

"12月18日,17点,怀孕7个月。今天我想去买衣服,买适合我当下穿的衣服。买衣服时,我试穿了差不多两个小时,没有找到合适的。心情懊恼,于是想,以后两个月我就不能出门了吗?我看起来就像吹了气的河马,就连鞋子也不合适了,因为我的脚肿胀得很严重。真让人感到可怕!"

从前,在人们对时尚还没有概念的时代,孕妇穿戴随意,根本谈不上美,因为没有供她们选择的服饰。时代发生了变化,在当今社会,即使是孕妇,也能把自己打扮得漂漂亮亮。

在怀孕初期没什么问题,穿平常的衣服就可以了。对于准妈妈来说,肚子凸起有个时间点,一般情况下,怀第一胎时从5个月开始显怀,之后再怀孕时从第三个月开始腹部凸起。

在这个阶段,如果还像之前那样装扮自己就失去意义,就像一个秃顶的人每天精心梳理他那少得可怜的几缕头发那样,没有什么价值。秃顶就摆在那里,逃不脱任何人的眼睛。

在这个年代怀孕生子你该高兴才是!随着时代的前进,在穿戴上发生了翻天覆地的变化,使你在孕期也能穿戴得时尚、得体。另外,每位聪明的女性都知道,人们不能只顾外表、只顾别人怎么看,更重要的是遵从自己的内心。漂亮的合体服饰却能给你的外表增色,因为你是按照怀孕时的体形购买的。另外,在怀孕后期购买的衣服，分娩后你可能再也没有机会穿了，当你有一天必须将这些衣服扔掉时，你会感到心疼吗？

孕期的穿戴建议

尽量穿你"平时"的衣服，能穿多久就穿多久

如果你幸运的话，你的短裙甚至能穿到分娩前不久的时间，只需把裙腰提到腹部之下即可，穿裤子时也可以如此。同时你要看看这种穿戴法是否适合你。

请你穿短裙

怀孕的时候如果穿长裙，使人看上去更加懈怠和肥胖，像个水桶一样。短裙则能够显现你漂亮的长腿。如果你的双腿还没有发生很大的变化的话，那么，请你一定不要把它们藏起来！

不要穿你母亲的衣服

因为你母亲的衣服比你的号大，于是你就穿她的衣服。要知道，你母亲的衣服不是按照你的体形裁剪的，你穿上可能会像个大口袋，根本谈不上美感。

请购买专门的服装

如果你从心理上能接受的话，就请你购买孕妇服。在购买时要考虑到你的肚子还要更大，大得超出你的想象。所以，最好推迟购买的时间。怀孕时应该考虑得更多、更细致。

黑色

什么时候都可以选择黑色的服饰。

请你尝试穿有支撑作用的连裤袜

这些连裤袜看上去有点儿怪怪的，但是，它们能防止静脉曲张，而且能保持你腿部的形状，使得双腿看上去仍然修长、优美。

穿工装裤要小心

这里有个非常糟糕的时装导向问题，应该引起人们的关注。如果你本身就很邋遢，对穿戴不讲究，而且也不在乎人们怎么看你的话，那么，你尽管穿这样的

工装裤。当我写这本书的时候，工装裤成为了孕妇的时装。时装的变化很快，在购买时请仔细斟酌。

购买长一点儿的上衣

如果想让吊带上衣适合你隆起的腹部的话，吊带上衣应该前面短、后面长一些，这样也许会出现盖不住腰带的现象。但是，你设想一下，如果吊带上衣超过你的腹部垂下来的话，那你看去是不是像个帐幕啊？

鞋子

你尽管穿时尚的鞋子，只要你觉得舒服就行，穿高跟鞋小心崴脚啊！一味地穿体操鞋类的平跟鞋给人以随便、拖沓的感觉。你如果喜欢穿这类鞋也无所谓，但是要注意，不要把自己打扮得像个圆球一样，非常困难地从沙发上"滚起来"，只是为了去取一盒牛奶。总之，选择鞋子时以舒适为首要目的。

关于颈部和双肩

低领衫固然很漂亮，但是，在弯腰的时候有走光的可能，你担心这一点吗？

站立时身体要直，走路时要昂首挺胸

你要非常自信，自我感觉良好。如果真的能做到这一点的话，那么，你看上去一定精神抖擞，这不仅适合孕期，整个人生都应该如此。

 小贴士

注意你的鞋子

在怀孕的末期，千万不要买贵重的鞋子，即使在夏天也不要买，我就犯过这样的错误。在我怀第三胎的时候，为了参加一场婚礼，我买了一双很贵的鞋子。结果在婚礼当天宝宝降生了，分娩后我的脚又变小了，那双鞋我再也没穿过，因为现在它比我的脚大一号，穿上它觉得十分可笑。

对准妈妈非常重要的衣服

内衣

随着乳房体积和重量的增加，你需要佩戴有支撑作用的胸罩。如果分娩后你自己哺乳的话，你现在就购买哺乳胸罩，这样可以节省钱。要购买你认为最漂亮的胸罩，即使超过了你的预算也在所不惜。不要忘记，如果你给孩子哺乳的话，这些胸罩可能会暴露在公开场合。漂亮的胸罩至少对你是个安慰。

为孕妇设计的衬衣比普通衬衣好，这些衬衣一般比较长，能盖过你的肚子。我买了4件这样的衬衣，一直穿到它们全部裂开为止。

牛仔裤和其他裤子

如果我现在向你推荐孕妇裤的话，我就太虚伪了。在我前两次怀孕的时候，我没有买过这样的裤子，因为我觉得肚子上的松紧部分过于丑陋，我宁可穿普通的牛仔裤，不把裤腰提上来。在我最后一次怀孕的时候，我发现了一些很漂亮的孕妇裤子，穿上它基本看不出怀孕的样子。购买的时候一定要仔细挑选。

正装

如果你上班时应该穿得比较正式的话，那你的确要考虑购买漂亮的、穿上显精神的孕妇装。如果上班时必须穿衬衣的话，那么，你就可以购买孕妇衬衣，因为穿上这样的衬衣显得精神许多。穿上这样的衬衣，腰身处和前胸处的扣子不会经常裂开。衬衣扣子裂开让人看上去很傻。你甚至可以用这样的衬衣搭配一条短裙。如果你不这样穿的话，那么，你只有在怀孕的大部分时间里穿黑色的孕妇裤。

如果你想穿连衣裙的话，应该选择比较合身的、能显线条的连衣裙。穿这样的连衣裙，你的男同事仍然认为你是一位优雅的、富有魅力的女士。后面还会谈到对职业女性的着装建议。

外出时穿的衣服

当你怀孕的时候，尽管你的身体已经变得很庞大，也免不了偶尔有外出参加重要活动的机会。为了应付这样的场合，你要做好精心的准备。在置办这样的衣服时一定要把握好，不然就白花钱了。原则是穿上要得体，千万不要穿紧身的黑连衣裙，选择稳重一点儿的服装，稳重又不失优雅。虽然你不能把肚子藏起来，至少你要打扮得稍微性感一点儿。

保持良好的精神状态

在这里只谈我自己的经验。我有过三次孕育，这三次孕育都非常顺利。我认识许多女性，她们认为我推荐的方法也很管用，但这并不代表这些方法也适合你。你自己清楚，你能做什么、不能做什么。在你为了保持精神状态进行锻炼之前，一定要征得医生的同意。同时，在锻炼过程中，一旦有什么异常情况应立即与你的医生联系。

怀孕期间，活动量多大才合适？对此问题，有很多不同的意见和建议，给准妈妈带来了混乱和不安。你一旦怀孕，就会本能地保护自己的腹部。同时，你会感觉到自己越来越胖，气喘吁吁，像个小海象。在这种情况下，你也许想做点什么，不至于使自己变得面目全非。事实上你的确可以做到。

做什么样的锻炼，锻炼幅度该如何把握，完全取决于你自己。你的锻炼措施既要使自己感觉舒服，也要使胎儿感觉舒服。如果胎儿感觉不舒服的话，那你最好放弃。这是我能给你的唯一的理性建议。

重要说明

怀孕期间，你身体里会产生一种叫松弛素的激素，为韧带和关节的松弛做准备。即使你身体条件允许，在做高强度的运动时也要小心。

医生建议，在怀孕的后期不要再做仰卧姿势的锻炼。仰卧时，胎儿恰好压住腔动脉，这是一条大动脉，负责从腿部到心脏的血液输送。子宫和大脑的供血可能因此会受到影响，既不利于你，也不利于胎儿。

孕期最好的锻炼方式

下面介绍几种适合孕妇的锻炼方式：

Cross 锻炼

一种无负荷的锻炼，可以在家里的运动器材上进行，一边练习，一边看电视，一举两得。

负有轻微重量的锻炼

在怀孕的最后阶段，移动笨重的身体都是一件困难的事情。分娩后，你也有托举和背负的工作，你越强壮，做这些工作就越觉得轻松。你如果经常能背负一定的重量进行锻炼，你就能具备有形的双臂和双腿，能把周围人的目光从你隆起的腹部吸引过来，同时还能大大降低以后罹患骨质疏松的风险。请你现在就开始负重锻炼，而且要坚持下去。

用仰卧起坐运动锻炼腹部

如果你怀孕前已经有了良好的腹肌的话，那么，你分娩后通过一定的锻炼腹肌会逐渐恢复。做到这一点并不难，请你不必为此担忧。切记，任何锻炼方法都不应使你有痛感，锻炼之前应该征得医生的同意。在怀孕期间，你的腹部肌肉自然地分离，使得腹部中间出现一条小的垂直间隙。我个人认为这很吓人，但是，这属于正常现象。为安全起见，请一定问你的医生，如果你的肌肉已经分离的话，是否还能进行腹部肌肉的锻炼。在这个问题上你一定要小心。

骑自行车

对于孕妇来说，骑自行车是一项很好的运动，既能使你保持体形，又能锻炼你的双腿。在户外骑自行车比在跑步机上锻炼好得多，清新的空气对你的宝宝非常有益。你还要注意的是，由于腹部变大，你身体的平衡也发生了改变。怀孕末期，你在自行车上会感到自己有点儿摇晃。

游泳

按照专家的意见，对于孕妇来说，在怀孕期间游泳是最好的运动。游泳不仅能增加心脏的功能、改善血液循环，还能使身体的每块肌肉都得到锻炼。另外，游泳时孕妇的腹部和背部不需要再承受胎位的重量，这个游泳辅助效应令人称奇。

我在三次孕育过程中都经常游泳，而且直到分娩前几周才停止这项运动。不得不承认，每当我出现在泳池旁边时，泳池管理员都显得非常吃惊。

散步

这是你随时随地可以进行的运动。如果你的确没有机会从事上面介绍的几种运动的话，那么，你就选择散步。散步是人们经常忽略的运动项目。怀着宝宝散步的确是个体力活，在怀孕的后期，走路会让你感到很不舒服，有时还会出现腿疼的状况。你如果想让宝宝早出生几天，那么，在怀孕的后几周里散步是个特别有效的方法。

普拉提健身操

这不仅是当下最时髦的锻炼方法，而且是针对增强孕期腹肌和盆膈肌而进行的锻炼。许多普拉提健身运动都需要四脚着地，对于孕妇来说是个理想的姿势，尽管不怎么优雅。因为，运动时背部和骨盆是放松的。另外，在怀孕的末期，这个姿势也有助于胎儿进入顺产的正确位置。在做这个锻炼之前，跟教练沟通好，告诉他你怀孕的月份，以便他设计适合你的训练计划。

你应该放弃的运动

我怀孕的时候被告知，我应该放弃以下运动项目：滑水、骑马、跳伞、滑雪、击剑、滑冰。由此可以看出，一些人的确把孕妇看成了十足的傻瓜。即使没人提醒，作为孕妇也不可能从事这些运动。另外还建议我在有出血现象、提前宫缩和心脏病时放弃有强度的身体运动。这些建议实在没有必要。

 小贴士

特殊情况下的运动

现在给你提出最重要的建议，如果在孕期你要进行体育锻炼的话，你一定要置办适合你目前状况的运动物品：一个有良好支撑作用的胸罩、一件比较长的衬衣或者T恤衫，避免在运动时露出肚皮。最后，一定要

有一双高质量的运动鞋，以保护腿部、关节和背部。

怀孕时的饭量

怀孕后，许多孕妇认为必须多吃饭，就像自己的宝宝需要马拉松运动员那么多的能量。宝宝在你肚子里不跑马拉松，他(她)只是在游逛，偶尔舔舔自己的拇指，缓慢而安全地成长，所以我们没有必要为宝宝加餐。在你怀孕期间，对你所有的爱基本上全部体现在饮食上，身边的人一直劝你要多吃，给你吃的食物含有很高的热量，是你平时根本不想吃的。与此同时，你还经常听到这样的劝告：现在要为"两个人"吃饭。这种说法与实际需要相悖。如果你听从了这样的劝告，不仅给你带来烦恼，甚至于产后还要节食。为"两个人"吃饭的意思就是要吃平常饭量的两倍。如果你这样吃的话，那么，你就会吃成个大胖子。在我怀孕的时候，最头痛的是听到"为两个人吃饭"（另外还有：我可以摸摸你的肚子吗？我当然拒绝这样的请求）。

你的父母，当然还有你的公婆，劝你多吃的时候，你一定要对他们说不。每次劝你，你每次都要拒绝。虽然这很无聊，婆婆也可能会误解你。但是，这总比3个月之内体重增加25公斤好得多！现实中的确有这样的情况。

吃多少才合适

对这个问题没有一个统一的答案，我只能给你讲讲我的经验，你也可以按照我的方法尝试一下。每个人的情况都不同，不同的愿望、不同的需求，相互间有很大的差异。我并不是强调：我的建议从医学角度和普遍性的角度而言是"正确的"。请不要给我那么大的压力。生活条件和生活环境存在天壤之别，给出一个统一的答案是非常不负责任的。

对于我来说，孕期的营养理念非常简单：理智、现实。在怀孕的最初几周，我的身体相对于还那么微小的胎儿来说，我没有为两个人吃饭，最多比平时增加了 0.002% 的饭量。按照每天计算，也就是一天多吃了几粒米，或者多吃了几颗葡萄而已。并不是多吃了两个面包，或者一份面条。

即使在分娩前，一个胎儿的身高也就是 53 厘米左右，体重一般不会超过 3.5 公斤。这只相当于孕妇体重的一小部分，因此，怀孕期间的营养真的不需要翻倍。

宝宝在母体里的发育和成长，取决于母亲给他们创造的先天条件。在母体获得健康、适当的营养条件下，宝宝的身高完全取决于遗传基因。在现实生活中，也会出现这样的情况：母亲的身体条件很好，但是生出来的宝宝很小；而那些干瘦的模特儿却能生出大胖小子。

顺其自然

我的宝宝出生时都在 4 公斤左右，但每次孕育过程中我的体重一般增加六公斤（当然包括宝宝的体重）。在这样的情况下，我能给每个孩子哺乳，孩子们都能健康茁壮地成长。我的女儿 13 岁，身高 1.8 米，而且还没有停止长高的迹象。不能再长了！

不能关闭你的食品柜

在怀孕期间，你的血液量是增加的，体内的新陈代谢也积极地为怀孕服务，整天拖着沉重的身体当然是件累人的事情。在你怀孕期间，不一定像我一样吃那么少，但是你要遵守的原则是：不能吃太多，不能狼吞虎咽。加一点儿好消化的营养餐将会收到意想不到的效果。

如果在饮食上你还有什么疑问的话，请与你的医生联系，这毕竟涉及宝宝和你自己的身体。如果你认为所做的事情对你和宝宝有利的话，那么，不管效果如何，起码你能感到心安，因为你做了你认为是最好的事情。你要是认为体重增加一些对你无所谓，那你可以放心地多吃一些。我认识很多孕妇，在怀孕期间放松心态，胃口很好，吃得很多，即使发胖也无所谓。在我怀孕的时候，我生命中第一次享受我丰腴的身材，我感觉自己非常性感。

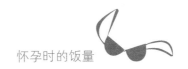

胃口不好

这个问题也必须提出来，忽视这个问题是极其不负责任的。许多孕妇会面临这个烦恼。

许多女性有饮食和体重问题，这点毋庸置疑。在我所认识的 20 岁至 60 岁的女性中，大部分在饮食上有过问题，或者是一直有问题。当然，问题有大有小。当然，我这里谈的不是病态的瘦身狂和厌食症患者。在当下不仅是女性，男性同样也有饮食问题。遗憾的是，在这个问题上孕妇也不能独善其身。

因为你是孕妇，一切以胎儿为重，在饮食问题上也是如此。尽管这样，也不能说你臀部的大小与你没有任何关系。

如果你是一位幸福的、自我意识很强的女性，你肯定会在意自己的体形，体形对你无所谓的说法都是鬼话。如果你平时对自己的体形不是百分百满意（大部分女性都是如此），有时会觉得自己瘦一点儿，有时觉得自己胖一点儿，那么，在孕期你会有同样的感觉。对于许多孕妇来说，她们的体形会变得非常糟糕，有的可能会好一点儿，因为她们学会了从容应对。

我发现有很多女性是在怀孕的时候出现饮食问题的，因为她们的身体在短时间内发生了令她们不解的改变。很多身体部位是她们怀孕之前从来不关注的，怀孕后却变得重要起来。怀孕期间，饮食上你当然要很注意，不应该吃个不停。你的宝宝出生后，你还要减掉怀孕时增加的重量。你不要小觑减肥，它能让人上瘾。你大概也见过像画一样美的年轻女性，待她们生下宝宝一年后，变得像个有气无力的骷髅。这绝对不是个例，真令人惋惜。

这也是我为什么在这本书里详细介绍饮食和体重的原因。你可以做一个试验：你静静地坐在一个游乐场的椅子上 20 分钟，仔细听幼儿母亲的谈话，80% 的话题关系到饼干不怎么好吃、减肥、重塑自己的体形，或者认为自己胖得惨不忍睹。我不是高估这些话题，只是想说它们属于女性和母亲。

消瘦症

如果你有消瘦症的话，考虑怀孕也是对的。在孕期，因为营养方面的问题你肯定要咨询医生。你吃的饭不够量，首先是你自己受罪。我也认识很多干瘦的女性，她们也能生出胖胖的健康宝宝，尽管她们看上去苍白、无力，显得非常憔悴。目前人们还不知道，营养不良的母亲在多大程度上能够影响宝宝的健康成长。这样的母亲想给宝宝哺乳的话，就应该给自己增加营养，以保持健康的体魄。当你感觉自己应该多吃而吃不下时，请你去看医生，不要难为情。这样的问题医生有办法解决。

食欲旺盛

如果你有时、规律性的或者经常让自己呕吐的话，那么，你不会刚好在怀孕的那一天停下来。食欲旺盛现在很普遍，有很多女性在怀孕后一如既往地呕吐，使她们为胎儿的健康担忧。我从 15 岁开始反复出现这种情况，但是在我三十几岁的时候彻底放弃了这种习惯。我的几次妊娠期间，想呕吐的愿望没有减弱，有时反而更加强烈，因为我当时认为自己失去了对身体的控制。

我的问题不在于怀孕期间的饮食干扰，而是我在饮食出现问题的时候怀了孕。当时有很多和我一样的女性。

值得庆幸的是，我的孩子都非常健康地来到这个世界。因为我有饮食问题，每次怀孕时特别担心胎儿，并且自己在良心上也深深感到不安。

重要说明

如果你有这方面的问题，请看医生，医生可以帮助你。你不要难为情，认为自己怀孕了，应该高兴才对，怎么会有这样的问题？记住，你不是一个人。问题解决得越早，对你的宝宝和你本人就越好。

美容、消遣会伤害胎儿吗

这又是一个非常棘手的问题，你经常会听到这样的声音：怀孕期间不建议做美容。很多厂家担心面对愤怒的准妈妈的指控，把任何形式的皮疹、做坏了的头

发颜色、没有成功地把自己的皮肤变成棕色等问题，都归结于某种产品。所以，在几乎所有的美容产品上都标有孕妇不宜的警示。

如果在怀孕期间，你不想放弃修饰自己和你喜欢用的、能让你变得更加漂亮的美容产品的话，那么，请继续保持你健康的理性，遵从自己的内心。

染发剂

诚然，怀孕激素可能会导致你头发的染色与你的想象有一定的差距。但是，在现实生活中，我还没有遇到一例这样的情况。尽管如此，你也要知道存在这种可能性。我也听说过，染发剂里的化学物质对宝宝不利。不过，我本人对这种说法持怀疑态度。

香料的使用

这是一个非常严肃的问题。使用芳香味的油时一定要格外小心，应该使用你了解的油。在怀孕的前三个月禁止使用。在这类油中，有的非常不适合孕妇使用，请你不要在自己身上做实验。当然，比例正确的芳香油混合物的确能使你感到惬意、幸福和安心。面部美容的芳香产品的疗效非常好，不仅能对你的肌肤起到护理作用，还能给你慰藉，让你的大脑从担忧中解脱出来。请提前跟职业孕妇美容师联系，说说你具体的要求，看他是否能满足你。

重要说明

怀孕期间，以下几种精油你绝对不要使用：罗勒油、樟脑油、月桂油、雪松油、含有麝香的油、丁香花油、桂皮油等。

怀孕期间，以下几种精油你可以使用：治疗晨吐的薄荷油，治疗消化不良的柠檬油，治疗皮肤瘙痒的薰衣草油、天竺葵油和花梨木油，对疲倦有疗效的葡萄柚油以及橙花油（使用这些油时请不要饮用咖啡）。

按摩

对于孕妇来说，按摩能帮助她们度过困难时期，尤其是怀孕的末期。但是，如果你要接受按摩的话，请一定要找专业的按摩师，他知道在你身体发生重大变化的情况下如何给你按摩。为了使孕妇在按摩时既舒适又安全，有针对孕妇的专用技术和按摩床。不过现在有很多著名的按摩中心也向孕妇开放，在这些中心里，对待孕妇基本上也和对待常人一样，其实孕妇也不需要那么多的特殊照顾。

足部反射区按摩

你可能也知道这样的说法：没有任何证据能证明，反射区按摩能够引起流产。尽管如此，治疗师也不会给怀孕前三个月的孕妇做理疗。因为这个时间段的风险最高，治疗师是出于安全的考虑。三个月过后，你可以任意按摩疼痛的双脚，有下列情况者例外：提前宫缩征兆（怀孕 37 周之前）、胎盘前位以及羊水过多。如果你自己没有把握的话，请咨询你的医生。

是否还要过性生活，过性生活的时间和方式

由于你的身体变得越来越圆，这时的性生活可能不再是你生活中的重要部分。怀孕后性生活还是应该有的，不能立即停止。怀孕将改变你对性生活的态度和兴趣。

在怀孕期间，有的孕妇变成了性亢奋者，有的则希望从此后不再过性生活。绝大部分女性是在这两者之间，不是那么绝对。

首先我要说的是，为什么在怀孕期间还想过性生活？有两个很好的理由：第一，你现在能过性生活；第二，如果不过性生活，担心失去对性生活的兴趣。另外，你还担心长时间没有性生活老公会出轨，去别处寻求刺激，以减轻内心的压力。

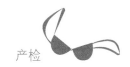

当你的宝宝出生后，你有几周的时间甚至一个月的时间不能够过性生活，能开始过性生活后，留给你合适的时间又很少，只有一个非常短暂的时间窗，即从上床睡觉到进入梦乡这段时间。遗憾的是，这个时间窗过于短暂。对于一个整天带孩子的母亲来说，上床后 10 秒钟就能入睡。

如何过性生活，每对夫妻都有各自的习惯。在怀孕期间，随着胎儿的长大，长时间的仰卧位肯定不舒服，同时也不科学，因为宝宝会压迫你的脊柱，从而造成供血不足。建议你买一本介绍性生活的书，仔细阅读，可以根据书上的提示亲身体验。我绝对不会告诉你我孕期的性生活是如何进行的。

什么时候过性生活要看你的时间和兴趣。当你不疲惫、自我感觉良好时就可以过性生活。决定权完全在你自己，因为怀孕的不是你老公，而是你。

另外，一定要为自己考虑周全。孕期性生活遵循的原则是：速度快、效果好、无疼痛感、绝对安全。

 小贴士

请你爱自己

这不是一个建议，而是一个请求：在怀孕期间尽可能多地过性生活。一旦怀孕，绝大部分孕妇很自然地减少性生活的频率。但是，一旦你想恢复以往的节奏就变得非常困难，因为你已经"歇"了几个月。做了母亲之后，如果你想与以前一样性感、充满活力、追求新的生活，需要很多帮助。性生活能帮助你找回过去的自己，以至于你不完全迷失自我。

产检

为了做好分娩的准备，孕妇们要经受一系列的磨练。最好的磨练方法就是用针扎她们，至少医生觉得这个方法有效。生孩子之前，你的胳膊上要扎很多次针，你还要接受多次尿检。

这些检查的主要目的是测量体内的铁含量，看尿里是否有蛋白质，尿蛋白是子痫征兆，是一个不幸的信号。你还要接受其他许多检查，通过检查了解胎儿的情况。这时你要自己决定，是否要接受医生建议的所有检查。

最重要的预防性检查

血液检查。主要目的是了解你的血型、猕猴因子、铁含量和红血球。另外，还要做一些抗体测试，因为有的抗体会损坏胎儿的健康。抗体测试主要是确定你是否患有 B 型肝炎、携带梅毒，看你是否对麻疹产生了抗体。如果你的猕猴因子测试结果为 Rh− 的话，在你怀孕的第 28 周将为你注射 Rh+ 抗体。

是否要进行人类免疫缺陷病毒 (HIV) 的检查，请听从医生的建议。

测量血压。在每次产检时，医生都要给你量血压。如果你和我一样的话，那么，你的血压在怀孕期间不会高，反而低。我怀孕的时候血压一直很低，每次站立起来的时候就会头晕。

尿液检查。主要目的是确定尿蛋白的含量（尿蛋白是子痫的征兆）、糖的含量（遵医嘱孕期要定量饮食时）以及亚硝酸盐的含量（在尿路感染时）。如果能经受住这些检查的话，那么，你在分娩前后遇到的一些不快简直不值一提。比如，在你接尿的时候不一定能接好，尿到手上是很正常的事情，接尿后你只有把手彻底洗干净。

测量体重。

癌涂片检查。第一次产检时就要完成这个检查。

此外还要做：

衣原体检查；

确定子宫的高度；

听胎音；

确定胎位；

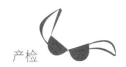

链球菌涂片。从第 36 周起开始做这项检查。

超声波检查

超声波图像是在孕检中最令人吃惊的东西。通过超声波检查可以观察胎儿在母体内的活动。

如果你的月经特别不规律的话，那么，在怀孕后不久你就可以做超声波检查，以得到更准确的结果。在这个阶段，除了一个小小的绒团外你什么也看不到，所以你不要高兴得太早，也不要期望很多。

在怀孕第 9 到 12 周可以得到胎儿第一次超声波图像，以确保胎儿一切正常。在这个阶段你的宝宝大概 6 厘米长，这时你或许可以看见肢体和头的萌芽。这是你第一次拍"宝宝照"的最佳机会。请把拍下的宝宝照放在钱包里，在回家的路上可以继续欣赏。

第 19 到 22 周之间进行第二次超声波检查，为了这次检查你要做好心理准备，因为这次你也许能真正看到一个成型的胎儿，你也许能看见他（她）在吸吮拇指、用脚踢你的肚皮、向你挥手致意、用手在挠头皮或者在翻跟头。当看到这些情景后，有的孕妇激动得流泪，有的半天说不出话来，有的则变得歇斯底里。

第 32 到 36 周之间进行第三次超声波检查，在这次检查中确定胎盘的位置、羊水的数量、胎心的跳动次数、胎儿的位置以及发育情况。

检查后和检查前

千万不要自己去做超声波检查，因为超声波检查是你生命中最重要的时刻之一。在等待做检查时，一个人翻阅破旧的"父母必读"是件很无聊的事情。因此，你必须让一个你喜欢的人陪着。

在检查前应该大量喝水，从而使图像更加清晰。充盈的膀胱可以使胎儿离超声探头更近。

做检查时穿一件漂亮的内裤，因为医生会看到。

当你不能清楚地看到图像时，请立即告诉医生。一般来说，医生会很友好，把显示器调整到适合你观看的位置。

当你看不懂图像时也要问医生。超声波图像很暗，也很混乱。如果你对这样的图像不能很好理解的话，你看到的大部分只不过是几个白点或者灰色的点。不要不懂装懂！你猜想自己看到是个小手指，也许是胎儿的耳朵呢！所以一定要问清楚。

你一定要摆脱这样的想法：并不是宝宝有什么缺陷才做这些检查，因为有很多孕妇为此担心。正常情况下，这些检查只是提供一个让你第一次看到宝宝的机会，并且让你切实体会到自己的怀孕变成了活生生的现实。

其他检查

给胎儿做先天愚型综合征检查。对于一些孕妇来说，是否做这个检查，她们特别犹豫，而有的孕妇特别坚决，绝对不会放弃这个检查。究竟要不要做这个检查，你作为准妈妈最具有发言权，与你老公协商这件事情，做出你认为正确的选择。做这个检查有很多方法和手段。

羊水检查。用空心针取出一定量的羊水，接着对羊水试样进行检查，通过羊水检查医生能发现几百种遗传疾病，例如：先天愚型综合征或者是18—三体性综合征。羊水检查一般是在怀孕的第14到16周之间进行。请你一定要考虑好，你是否要做这个检查，或者是否想做这个检查。因为做这个检查有流产的风险，比例为1:200。这个比例数还是不低的。如果没有十分必要的话，建议你不要做这个检查，请与家人协商。

弓形体检查。在德国，这个检查项目是自费的。

血糖检测。在怀孕的第24到28周之间进行，看孕妇的血糖是否正常，是否需要按定量吃饭。

健康问题

除了你知道的吃什么、喝什么、做什么、想什么对孕妇有影响外，还有你不知道的对怀孕有影响的事情。孕妇不能过于勤快，在进行以下活动时要格外小心。

花园里的劳作

如果你还能弯腰劳作的话，在整理花园时一定要戴手套，之后要把手彻底洗干净，因为土壤里含有破伤风细菌。如果这些寄生虫潜入到你的指甲里或者嘴巴里，而你又没有免疫的话，将会招惹很大的麻烦。

家庭宠物

如果你还养着宠物的话，最好把它送走。

当然，事情也不是那么绝对。但是，你一定要知道，怀孕期间与宠物接触并不是好事，因为它们带着病菌到处乱跑，这些病菌对胎儿十分不利，比如：弓形体菌、衣原体菌、李氏杆菌、大肠杆菌、沙门氏菌，等等。怀孕期间最好不要去动物园、农场以及兽医站。

在家里，猫粪是病菌的传播器。如果你要清理猫粪的话，请你穿得像个蜂农那样，把自己包裹严实，之后再彻底清洗。

药物

如果你一直服用药物的话，那么，在你怀孕之后立即咨询妇产科医生，什么样的药可以继续服用，什么样的药应该停止服用。因其他疾病医生给你开一种新药时，你也要向医生说明自己的身体情况。

目前，几乎每种药品上都有这样的警示：如果你有怀孕的可能，即使这种可能性很小，也不要服用这种药品。但实际情况没有那么严重。如果是在喝下一整瓶的感冒口服液后怀孕的话，这种情况则比较糟糕，有可能导致胎儿畸形。由于警示太多，我们不知道一种药物对胎儿是否真正存在风险。在这样的情况下，是否服用药物，你应该理智处理。你已经头痛两天了，担心服用药物会对宝宝不利，那你只好忍受头痛的折磨，没有其他选择。

重要说明

哪些药品是绝对禁止的？

阿司匹林（能稀释血液）；

布洛芬；

含麻黄碱的制剂（我本人对麻黄碱药品特别敏感，有一次用含麻黄碱的喷鼻液就喷了一下，我整个晚上都没有睡着，眼睛睁得跟铜铃一样大）。

其他一些外在的不利影响

例如：在烟雾很重的场合工作、处在比较容易接触到漂白剂的环境里、住在高速公路附近、用含铅的涂料粉刷室内的墙壁，等等。禁止接触有毒的化学和生物制品，这些东西能潜入你和宝宝的体内。

尽管有各种各样的警示，你也许不把它们放在心上。因为你自己非常聪明，知道哪些可以做，哪些不可以做。另外，你可能也常听人们说，一次成功的孕育并不是那么困难，你亦是如此。

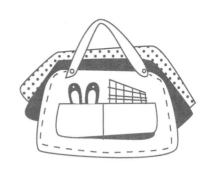

真正的挑战即将开始

"最后的一个回合"开始了，也就是孕期的第三阶段。对于许多孕妇来说，这个阶段显得特别漫长，仿佛时间的节奏突然慢了下来，好比电影中的慢镜头。天哪，我怎么还不生啊！因为这时离分娩只有短短几个月时间，所以你要面对现实，不能回避。当怀孕24周时，如果你在镜子里仔细打量自己，如你所愿还没有变胖的话，那么，在最后这个阶段里你将胖得特别快，让人十分惊讶。到怀孕的后期，你的确变得非常圆，同时，你也要做好开始新生活、进入新角色的准备。怀孕的后期是个相当折磨人的、令人烦躁不安的、有挫败感的和使人神经质的阶段。如何才能顺利度过这个阶段？尽量做些事情充实自己，打发时间。

还有很多变化在等着你

不用担心，你马上就能顺利完成任务。为了不让你感到无聊和过于惬意，你的身体在孕期的最后一两个月里还会给你带来很多尴尬和惊奇。

请问卫生间在哪里

胎儿长大了，他（她）一直压迫着你的膀胱，使你总有要上厕所的感觉。另一个原因就是你要喝很多水，以免大便干结、生痔疮。这两个原因使你频繁地去卫生间，不到一个小时就要去一次。如果你有便意，不要忍着，应该立即解决，否则会出糗。

背痛

大腹便便有时可能导致背痛。绝大部分孕妇会感到腰骶部疼痛，因为这是承受胎儿重量的重要部位。现在要注意保持一个良好的姿势，夜间和早上背痛的程度尤其明显。如果在你的双腿之间放置两三个枕头的话，疼痛的程度会减轻一点儿。

哪个姿势都不舒服

你说得对，这时没有哪个姿势让你感到舒服。你什么时候才能有舒服的感觉呢？要等你的小宝宝出世后！你已经知道，现在仰卧位不是好主意。站着，你会感到腰骶部疼痛；坐着，胎儿挤压胸腔，使你既不能呼吸也不能吃饭。在这个阶段，我只有两个姿势可以使用：坐在一个高椅子上；睡觉时侧卧，在双腿之间放上枕头。

疼痛和痉挛

疼痛和痉挛使人感到非常不舒服，而且令人很尴尬，因为没有什么比较隐蔽的、优雅的手段来减轻腹股沟部位痉挛般的疼痛。腿抽筋、背部的刺痛、腹股沟部位的疼痛越来越明显，肚子也越来越大。如果这些部位的疼痛还能忍受，而且持续时间不是特别长的话，那么，只能说明一点——你的宝宝长大了，对你来说是个沉重的负担。请你尽量多活动，这有助于减轻痛感。每几个小时做一次小幅度的伸展运动也可以减轻疼痛。

痔疮

请你不要立即开始紧张，我本人从未有过痔疮。如果你有痔疮的话，那么，请你多喝水，多吃新鲜的水果和含有粗纤维的食物，以润滑肠道，轻松排便。当你的痔疮严重时，请咨询产科医生。

妊娠纹

也许你有过这样的幻想，怀孕期间不长妊娠纹。但是，到怀孕的末期，这个可恶的东西还是出现了，就像在赴晚宴之前脸上突然长出一个脓包，那样看上去真的很丑。

出现妊娠纹以后，你每天晚上应该用油按摩，祈祷不要留下特别丑陋的痕迹。

假性宫缩

假性宫缩有时也被称为"预习宫缩"，或许在怀孕的中期已经有过，只不过你没注意到。但是，在怀孕的末期，你能明显地感觉到假性宫缩。在离分娩屈指可数的日子里，你的身体在为真正的宫缩积极地做准备。所谓的宫缩，是每次持续大约30到60秒的子宫收缩。宫缩时，你可能感觉肚子比平时更硬一些，同时也会伴有痛感。有些孕妇则对假性宫缩没有任何感觉。更确切地说，每位孕妇对假性宫缩的感觉是完全不一样的，对此没有统一的标准。

！ 重要说明

如果有出血现象（即使出血量非常少），或者有水从阴道里流出来，或者在怀孕的第37周之前感到伴有骶骨部位疼痛的宫缩，这种宫缩每小时至少三次，一旦出现这些情况，你应该给医生打电话，这可能是提前宫缩。这是游戏规则，请你务必遵守！

应该给宝宝准备什么

宝宝的物品

宝宝虽然还是个小不点儿，但是他们需要的物品可不少。我在这里说的是"真正需要的物品"。许多准妈妈已经迫不及待要给即将出生的宝宝买东西，而且尽量想多买。在你祖母的孩提时代，几条连衫裤、一个布制玩偶可能就够了，远远好于现在为宝宝买的一大堆不怎么实用的东西。但是，今天就是今天，今天就是这样。对于父母来说，现在有那么多令人眼花缭乱的衣服、玩具、装备，应有尽有。这些东西看起来能让宝宝生活得更幸福、更舒服，而且更有利于他们的成长。如果你相信广告、认为广告说得全部是真的，给宝宝置办一些看似有用的东西的话，那么，作为父母，你的生活就会简单很多。宝宝的确需要几样物品，但广告上的很多东西都是多余的。

重要说明

宝宝真正需要的东西：汽车安全座椅。在德国这也是唯一的、法律规定的婴幼儿用品。对于新生儿来说，乘坐汽车的时候，不能像成人那样面朝行驶方向就坐，因为他们颈部肌肉还没有发育好。宝宝座椅是一定要买的，绝对不能节省这笔开支。在德国，一般购买高质量的、新的、经过德国技术质量监督委员会认证的产品。

童车

购买童车可能是你为宝宝支付的最大一笔开支，为此所花的每一分钱都值。我只能建议你多看、多试，才能买到心仪的童车。购买童车时注意：

车轮是可旋转的还是不可旋转的？我本人喜欢轮子不可旋转的童车。轮子可旋转的童车推着晃晃悠悠，推车的人就像一个喝醉的滑冰运动员。

弹簧。看车子是否能经得起不平路面上的颠簸以及上下马路牙子的震荡，避免出现刚推车离家不久宝宝就被颠簸撞伤的情况。

空间。座位下的兜子是否足够大，是否能盛下要购买的东西。当有了宝宝后，你的购物清单要比现在长得多。这个兜子不仅仅放置你所采购的物品，还要带上宝宝随时用的东西。总之，兜子要尽量大一些。

把手的高度。可能宝宝的爸爸比你个儿高，在购买时要考虑到这一点，以免他推车时扭到腰。

折叠和打开。如果你经常带孩子外出的话，那么，一定要买一辆容易折叠的童车。

规格尺寸。你轿车的后座上或者是后备箱里能放下车子吗？当你买了童车后才发现你轿车里放不下童车时，你会感到自己很傻。请在购买前量好尺寸。

童车的篷布。是否能拆卸下来清洗？这一点十分重要。

童车的功能：宝宝只能躺在里面，能坐在里面吗？因为宝宝还小，颈部的肌肉还没有发育好，刚开始时他（她）大部分时间都是躺着。但是，几个月后他们就有更高的要求，他们也想坐起来看看外面的世界。所以，你应该购买一个坐卧两用的车子，一举两得。

宝宝睡在车子里的时候能看到你的脸吗？我挑选车子时，首先考虑的就是这一点，如果宝宝睡在车子里的时候不能看到我的脸，这样的车子我绝对不会买。在我推着宝宝散步时，他们在车子上都能看到我的脸，因为他们是反向坐在车子里的，这样我就可以跟他们交流，边走边指给他们看有趣的风景和事物。另外，我还可以随时观察哪根带子松开了，帽子是否遮住脸了。孩子坐在这样的车子里，不仅你可以很容易地跟他们建立亲密的联系、与他们交流、对他们微笑、唱歌给他们听，而且孩子学得还特别快。

 小贴士

你真心喜欢这辆童车

如果你选的童车能满足以上要求的话，你还要问自己：我真的喜欢这辆童车吗？对于你来说，童车就是你的第三只臂膀。如果你觉得车子不够漂亮的话，那么，请你一定不要购买。买一辆你认为漂亮的车子，车子的外观只对你重要，对宝宝来说无所谓。

轻便手推车

一辆童车，又一辆轻便手推车，不是太多了吗？你可能会感到吃惊，其实一点儿都不多！

童车体积比较大，比较沉，而且也不好携带。轻便手推车体积小、重量轻，能快速折叠，方便携带，对于一个年轻母亲来说至关重要。你去郊游、旅行或者是急着出去购物，一个轻便手推车是携带孩子最好的工具。另外，轻便手推车只有在你的宝宝会坐时才可以使用，之前他（她）坐不住，往下滑，坐在里面孩子感觉特别不舒服。所以，不要太早给宝宝使用轻便手推车，当心邻居告你虐待罪！

防雨和防晒篷布

我自己不愿意谈论这个话题，我特别厌恶这种篷布。这些东西贵得离谱，而且没有一款适合童车使用，特别容易开裂，在刮风的时候摆来摆去。最令人郁闷的是，尽管它有那么多缺陷，我们依然需要它，这是一个无法摆脱的窘境：选择使用让人心烦的篷布，不然遇到雨天宝宝淋得像个落汤鸡。

有不同规格和造型的防雨篷布，在购买时要注意，看这些篷布是否适合你的童车或者轻便手推车。另外，请不要轻信推销员的话。你可以在商店里直接让推销员把篷布给你装在车子上，然后推推试试。

童车上的遮阳布比防雨篷布好多啦，这是我本人的看法。遮阳布用起来比较简单，而且的确能起到防晒的作用。有一种能固定在车把手上的遮阳布，建议你购买。

婴儿篮子

刚开始时我百分百地确信，我不需要这种篮子。当时我想，孩子可以睡在童车里啊，或者让他（她）在一个大纸箱里睡觉也行，我认为对宝宝来说在哪里睡觉都无所谓。尽管有这样的想法，我还是买了一个我认为最没有使用价值的婴儿篮子。买了后才发现，它其实大有用处。第一，它很舒适；第二，当我要清洗车子里的海绵垫时，可以让宝宝在篮子里美美地睡觉。

可以让宝宝在篮子里睡觉，但是，绝对不能把篮子放在高处或者放在能滚动的物体上。把篮子直接放在地上，这样最安全。在最初的几个月，把篮子放在你的床边就行，方便你给宝宝喂奶，也方便你休息。

童床

关于这个话题没有太多话要说，只是童床的护栏要有足够的高度。你不想让宝宝9个月大的时候就从床里翻出来吧？购买带护栏的童床是个很好的主意，因为它能使用好几年的时间。

不要让宝宝睡在旅行床上，这种床不仅稳定性不好，孩子睡在里面也不舒适。一定要给宝宝买张真正的童床，宝宝睡着舒服，你看着也开心。

 小贴士

需要一张旅行床

刚开始我们信誓旦旦地认为根本不需要旅行床。但是，当宝宝稍微大一点儿的时候，我们经常带着他（她）外出旅行或者到朋友家过周末，发现旅行床是必备的东西。另外，当你的朋友带着他们的宝宝来你家过周末，他们的宝宝也可以在上面睡觉，省了他们自带旅行床的麻烦。你说旅行床是不是很实用啊？

床垫和床上用品

成年人在选择床垫时比较讲究，床垫要舒适，要对背部和腰部好。但是，我们的宝宝却睡在发泡材料制成的垫子上，使用塑料床单。宝宝在生命的第一年里，大部分时间都是在床上度过的，这种床垫和床单对小宝贝非常不利，有害他们的健康！

请给你的宝宝买一个结实的、透气性好的床垫，最好是天然纤维制成的，床单亦是如此。现在有很多种童床供选择，大小、形状和样式各有不同。但是，市场上很难找到配套的床单。

重要说明

　　在宝宝出生后的前半年里，最好不让他盖被子睡觉。因为宝宝睡觉不老实，会在床上乱蹬、乱抓，如果盖被子睡觉的话，很容易使被子盖住脸，造成宝宝过热，甚至窒息。在这个阶段给宝宝盖个很小、很薄的毯子，或者给宝宝使用睡袋。如果觉得睡袋不够暖和的话，那么，尽量给宝宝多穿些衣服，也不要再给他（她）加一床被子。

其他用品

悬挂式玩具

这样的玩具非常值得买。那些五光十色的有趣的玩具挂在宝宝的上方，可以引起宝宝浓厚的玩耍兴趣。悬挂玩具有各式各样的造型，所选用的材质也不尽相同。我自己喜欢布料做的，它们好折叠，外出旅行时携带方便。宝宝一直"有事可做"，不会妨碍你的旅行和会友。

摇篮

与汽车座椅相比，宝宝在摇篮里能够自由伸展、随意活动，宝宝不喜欢被限制自由。当宝宝还不会自己独立坐时，如果你要去卫生间或者必须用双手去做某些事情时，你就可以把他（她）放在摇篮里。

浴盆防滑垫

这种垫子不怎么漂亮，但是便宜、实用、不可或缺，使用这种垫子可以避免给宝宝洗澡时出现滑倒的风险。

襁褓

大部分的襁褓的确不好看。美观与否似乎不那么重要，重要的是它要足够长。孩子刚满4个月襁褓就短了，总不能让宝宝露着屁股躺在那里吧。

宝宝的衣柜

尽管宝宝身躯很小，但是他（她）却需要很多衣服。刚开始时我给宝宝买的衣柜太小，三个月之后不得不再买一个新的。20条连体裤、10件防寒服（其中有很多是别人送的礼物）、上百双袜子和没穿过的鞋子，这些都需要柜子存放。所以，你需要大柜子，而且柜子要带几个抽屉，不然真会不够用。请相信我！

餐椅

当宝宝自己会坐的时候，你需要给他（她）买一把餐椅。宝宝快满周岁时，你应该让他（她）坐在餐椅里吃饭，而不是一直在摇篮里吃饭。对餐椅的要求是：结实、牢固、实用。可能与你的想象有很大的出入。我一看到细高挑的餐椅就会感到害怕，我的孩子好动，坐在这样的餐椅里一会儿就能给摇晃坏。有的餐椅可以折叠成真正的带桌子的儿童座椅，很实用。

 小贴士

及时购买

童车、童床、餐椅类的东西一定要提前购买，安装时经常发现缺少某个零件或者螺丝的情况，可以尽快与商家联系，不至于耽误你的使用。如果在网上购买宝宝用的物品，也需要提前一定的时间，因为组装不是一件容易的事情。

双面绒毛巾

这是我所购买的最实用的宝宝小物件。我习惯把一条双面绒毛巾搭在左肩上，即使宝宝趴在上面打嗝也不会有麻烦。在不抱宝宝的时候，我也会随手把一条双面绒毛巾放在左肩上，真是习惯成自然。这种毛巾不可或缺。你在给宝宝换尿布时，特殊情况下可以把毛巾当干净的垫子使用。在夏天，给宝宝盖个这样的毛巾就行，而不是盖被子。另外，如果你外出忘记带遮阳伞的话，你还可以用它遮阳。很遗憾，我自己就经常忘记带伞。

小围嘴儿

要尽量多买围嘴儿，最好买能系在脖子后面的围嘴儿。如果宝宝把饭吐在围嘴儿上，你可以很方便地解下来清洗。如果买套头的围嘴儿，脱下时会把围嘴儿上的饭菜弄到宝宝头上。我就给宝宝使用过套头的围嘴儿，这样的设计很不科学。

妈咪包

从现在开始它会始终陪伴着你，你可以往里面装任意的物品：干净的纸尿裤、湿巾、奶瓶、玻璃瓶、小勺子、宝宝的内衣以及旅行用的褡裤。这样的包首先要实用，方便携带，外观是否漂亮是次要的。

婴儿背袋

如果你只是带宝宝短时外出，而又不愿意推车走在坑洼不平的路上，或者你想让宝宝接触到你温暖的肌肤的话，那么，婴儿背袋是最好的选择。只要不适合使用童车的地方，你尽可以把宝宝放在背袋里。但是，与宝宝的嘴巴有接触的背袋部位应该能够方便取下清洗，这一点是你在选购时必须注意的地方。不然很快就会弄脏，看上去让人感到不爽。

综上所述是你要为宝宝准备的最主要的东西。我承认，这个清单有点儿长，而且要花不少钱。但是，如果你不是仅仅满足于"背带裤和布料布偶"的话，你就会发现，所有这些东西对宝宝都十分有用，甚至不可缺少。在德国，购置这些东西也可以办理银行贷款。

 小贴士

对应该支付的费用一目了然

宝宝还是个小人儿，你给他（她）花费的钱财与他们的身高不成比例。当今，甚至于 Dolce & Gabbana 或者 Dior 这样的大公司都开始生产童装。这样的做法让人感到不可思议，一个正在成长的小人儿真的需要这么贵的东西吗？

我一般都是购置二手的童装和玩具。但是，像童车、婴儿篮和餐椅这样的用品，我要购买新的。因为我不想让我的宝宝沾染其他孩子的屎尿。至于你给宝宝买新的用品还是买二手的，完全由你决定。在德国有很多二手婴幼儿用品商店。另外，亲戚和朋友也可能送你一些他们的宝宝用过的物品。我就从一个闺蜜那里得到过一辆轻便手推车，它虽然不是特别漂亮，但是，用上半年还是可以的，而且还可以节省一笔开支。

强烈的筑巢愿望

这种愿望是孕妇在某个阶段的特定精神状态，有些孕妇表现得尤为引人注目。这种强烈的筑巢愿望主要表现在孕期的后几周里，恰好是她们该珍惜自己身体、好好休息的阶段。它犹如来自烈性的咖啡因和肾上腺素的刺激，并且伴有精神亢奋、惊慌失措以及轻微的神经官能症。

我在怀孕8个月的时候，有一天晚上我老公下班回家后发现我在浴室里，正拿着一个电钻往瓷砖上打眼呢。为了把电钻拿得比较稳，电钻还紧贴着我的肚子。我当时想在浴室里安装一面大镜子，我老公并不赞同。但他很聪明，没有阻止我的行为。当一个孕妇手拿电钻为美化居室施工时，其他人最好不要横加阻拦。

这是怀孕的必经阶段，在这个阶段里可能会闹出许多笑话，请你尽情享受吧。

安全第一

下面有几个重要的事项，请你多加注意：

不要做几天才能完成的项目，因为这个时候宝宝随时可能出生，如果你把电钻、盒子、颜料等乱七八糟的东西到处乱放，的确会带来不小的麻烦。

请你尽量保持客观理性。随着怀孕月份的增加，你的判断力有一定的下降，可能不如以往。因此，在这个阶段做出的某些决定可能不符合你的要求，也许不能代表你的本意。所以，建议你把某些想实现的愿望尽量往后推迟，待半年后，如果这个愿望一直在你的脑海里挥之不去的话，再付诸实施也不晚。

另外，尽量听听你老公的建议，因为他没有怀孕，还保持着正常的判断能力。不可否认，其他人不能够设身处地为你着想，不知道事情对你的重要性。但是你不要忘记，也许他们的怀疑态度有一定的道理。

请你不要爬过高的梯子。这个时候你身体的平衡能力也有所下降，另外，你还比以前更容易眩晕。当我在儿童房的天花板上画小云彩的时候，就出现过多次眩晕，差点儿从梯子上跌落下来。但是，我画的小云彩的确漂亮。

吸入化学蒸汽或者使用其他有害的材料对你的确不利，请千万远离类似的材料，如果不得已而为之的话，也请你把窗户全部打开。

预产期——请注意"预产"二字

"现在是 1998 年新年，超出预产期 12 天。"

"现在都已经是 1998 年了，而我还没有分娩，我不知所措，脑子里一片混乱，逐渐失去耐心，变得狂躁起来。我生自己的气，生宝宝的气，因为我没有预料到能推迟那么久。本来一周之前就该分娩的，到现在我仍然在怀孕。这时我觉得自己很幼稚，像个傻瓜一样。一切都乱套了，不可思议。"

孩子什么时候出生

这是你怀孕时经常遇到的问题：什么时候生啊？答案肯定是你怀孕初期医生给你计算的预产期，是你预计分娩的日期。这里要提醒你注意"预产"二字。

预产期不是宝宝真正出生的日期，也不是你愿望中的日子，而是宝宝出生的大体时间。公平地说，没有人能百分之百准确知道这个日子，所以，只能给出一个"预产期"。因为现实情况错综复杂，每个孕妇的身体条件都不一样，有的宝宝也特别懒，就是不想按时来到这个世界。

医生怎么计算你的"预产期"呢？是根据现在孕妇的平均孕育时间吗？当然不是，他们有自己的计算方法。

预产期是按照下列公式计算的：

最后一次月经第一天起，月份 +9 或者 -3，日期 +7= 预产期

为什么这样计算呢？在 1850 年的时候，德国一位名叫弗兰茨·纳格尔的妇科医生判定，人类孕妇的平均孕育时间从怀孕的那一天开始计算为 266 天，就这样定了。遗憾的是，弗兰茨·纳格尔先生没有把一些能造成偏差的因素考虑进去，例如年龄、种族、压力、饮食方式、孕育的次数等，他忽视的最主要的因素是：半数妇女的排卵周期是不规律的。上面的公式就是他的理论，沿用至今。

最令人崩溃的是，大约有十多种不同的计算预产期的方法，在计算上，每个国家多少有些差别，因此，每种计算方法得出的预产期时间不尽相同。诚然，预产期对你并不是那么重要，有一点能肯定的是，你的宝宝不会在他（她）的预产期那天出生。

从心理学角度讲，宝宝在预产期后出生比较有利。但是，在现实中及时做好准备会更好。其实，你没有必要在乎宝宝的具体出生时间，也不要对宝宝的出生时间做不切实际的幻想，只需要记住下面的建议就可以了。

 小贴士

这样才能度过漫长的等待

你可以这样假设，你的预产期要推迟两周的时间。

在预产期前的两周里，给自己多安排一些喜欢的事情做。

过了这两周后再安排一些更加有趣的事情。计划的最后一天，当你正在做按摩或者正与老公一起在一个比较特别的饭店吃晚餐时，你的宝宝一定会出生。

请告诉周围的人，宝宝出生的日期是预产期推迟两周的时间。不然，真正的预产期刚过，你每隔几分钟可能就会接到一个电话，询问宝宝出生了没有，询问是否有好消息，好像你故意隐瞒一样。

如果你的宝宝预产期过后还没有出生的话，请拔下电话线或者关闭

你的手机。或者在电话留言里这样说:"你好,这周我不方便接听电话,也不愿意做什么事情,只想看看书。另外,忘记告诉你了,宝宝还没有出生呢!"

其他一些不可思议的事情

在你怀孕之后,周围的一些好心人将给你讲述一些关于生孩子的"奇闻轶事"。你认真听她们说,不停地点头表示同意她们的说法,回到家后独自寻思,她们说的也许真的有道理。

不是的,她们说的一点儿道理都没有,请不要相信。

即使是最先进的超声波图像,也不能把所有东西都展现得清清楚楚。如果住在你旁边的某位大婶告诉你,凭她的直觉,你将生一个黑头发的男孩儿,你能相信她吗?

下面列举的是你大概能听到的无稽之谈:

从你肚子的形状和高度可以识别宝宝的性别。许多人相信,当孕妇是下怀时,肚子尖,她怀的就是男孩儿;与之相反,当孕妇是上怀时,肚子扁圆,她怀的就是女孩儿。这种推测根本没有任何科学依据,有的孕妇的确是这样的情况,而有的孕妇却恰恰相反,我就是后者。

怀孕期间胃灼热说明宝宝头发浓密。我生了三个孩子,每次怀孕时的确有胃灼热的症状,我孩子的头发的确都很浓密。但是,我认识不少孕妇,她们在怀孕期间也有胃灼热症状,但她们却生出秃顶的宝宝。

在怀孕时,你如果有一张健康的满月脸,就会生一个姑娘。这个说法纯粹是无稽之谈!

从胎儿的胎心跳动频率可以识别胎儿的性别。对于我来说,至少这个理论听上去特别有说服力。此理论捍卫者的观点是:女孩儿的心脏比男孩儿跳动得快。但是在现实中,胎儿的心脏跳动也存在差别,你的紧张程度，你中午吃的什么饭，你穿的裤子是否太紧了，这些因素都关系到胎儿的心跳。很难解释，胎儿的心跳为什么时快时慢。很遗憾，我必须打破你靠此办法预测胎儿性别的幻想。

还有很多这样的没有任何科学根据的预测，应该把它当成八卦来听。

这是你最后的机会

无论你精神状态多么好、准备得多么充分还是你多么能干，在宝宝出生后总有一些事情对你来说是困难的，或者是力不从心的。一般需要一年的时间适应宝宝出生后的生活。刚开始的时候，你或多或少会有这样的感觉，自己在一个训练营中，生活中小小的乐趣也被夺走。

有了孩子后一切都会变得更困难。请你尽情享受分娩前最后几周的日子，不要给自己留遗憾。即使你没有兴趣做我建议的某些事情，你也不要一直赖在沙发上。你最好还是接受我的建议，因为这可能是你最后的机会：

读报纸。但是，不要买了报纸看一眼后就把它们塞进纸篓里，要真正地读！

读周末版的报纸。虽然不是让你把报纸的内容统统读完，但是至少要读一大部分。

有便意时尽管去厕所。不要小看这件事情，等宝宝出生后，不是你想去厕所就能去，而是要看宝宝什么时候同意你去。大部分情况下，只有宝宝在摇篮里或者有他（她）喜欢的玩具做伴时，你才可以安心地去厕所。

每天去电影院。当我怀第三胎时，我每天去电影院，观看之前根本不喜欢的电影。为什么这样做？因为我现在还能这么做，就这么简单。

要有主动性。主动计划做一些事情的确有些难度，不过你可以试试，看你是否会突然放弃一个计划，去做你喜欢的事情。我之所以这么说，是因为当所有的孩子离开家后，你才可以这么任性，打破原来的计划，去做你喜欢的事情。到目前为止，我本人还没有到这个阶段。

洗头。洗头时不要匆忙，要慢慢来，也不要用过多的洗发液。

睡眠要充足。在孕期的最后几周里你的睡眠可能不好，无法入睡时你也要躺在床上，周围放几本你喜欢的书，回忆书中一些让人难忘的情节，看这种情景能持续多长时间。

去某个带孩子不能去的地方。逛一个商场里的玻璃制品区，看看各层的卫生间设在什么地方，去儿童不宜的餐厅吃饭。

早上过性生活。晚上过性生活当然也可以，只不过早上的性生活是个真正的享受。只有没孩子的夫妻，或者孩子全部离开家后，才可以享受早上的性生活。对于有孩子的夫妻来说，早上过性生活的确不是最佳时间。

去购物，但是一定要从容。如果你真的要买衣服的话，那么，一定要多看商店里的展示窗。不要着急，仔细试穿或者试戴你选择的商品。感觉累了，就去喝杯咖啡，认真考虑一下，你是否真正喜欢自己的选择。如果喜欢的话再回来购买也不迟。在不能完全确定自己是否喜欢时，可以明天再过来看看。很简单，因为现在你的身体条件还允许你这样做。

去医院时要带的所有物品

去医院要带的物品很多，有一个很长的清单。但在宝宝出生的那天不需要很多东西。不过的确有几样东西可以帮助你更加容易地度过宫缩阶段。去医院时一定要带上下面这些东西：

你自己的物品

唇膏。不是为了爱美、虚荣。一次分娩相当于跑两次马拉松那样消耗体力，同时也使身体严重缺水，唇膏会保护你的双唇。我认识的每个新妈妈都把唇膏看成首位重要的东西，我如果是你的话，一定接受这个建议。

必要的化妆品。我平时不怎么用化妆品，不过我不得不承认，在我这个年龄，完全不用化妆品也不行。在我怀孕的时候我的皮肤肯定不是最佳状态，宫缩过后我脸上全是斑点，涂上一些化妆品会让自己感觉好很多，当然要在分娩之后涂抹！在分娩之前，你可能要在医院里漫游几个小时，如果你化个淡妆的话，也许能提振精神。

一面镜子。镜子是不可或缺的物品。

盥洗用品包。在住院期间你也许想沐浴，要带上盥洗用品包，痛快地洗个澡，让自己精神一点儿。不要忘记带牙刷。我床头橱上放着一小盒芦荟凝胶，涂抹后没有了干燥和紧绷的感觉。

带点吃的东西。医院的餐厅就是医院的餐厅，如果你有特别想吃的食品的话，最好自己带着。葡萄糖片是很好的能量补偿剂，但是宫缩的时候什么东西都不要吃。如果你喜欢草药茶的话，就请带上几包。

一次性内裤。这样的内裤很丑，但刚生完孩子你不需要把自己打扮得那么时尚，也没有必要穿时尚内衣，性感内衣还是等一个月之后再穿吧。另外，还要带几个胸罩。

卫生巾。不要用那些超薄的，滑水时带上都不易被人觉察到的卫生巾，而是用真正的月子里用的卫生巾，并且要多带一些。

防乳汁泄露垫。分娩之前你可能已经带上了。

带吸管的水杯。人躺着时不可能直接从杯子里喝水，所以要带一个有吸管的水杯，分娩后你会感到十分口渴。

宝宝的物品

宝宝汽车座椅。使用它不符合逻辑吗?

你喜欢的宝宝衣服。这一套衣服你可能要保留一生,因为这是宝宝生命中第一次拥有的物品。新生儿看上去尽管还很可笑,但是并不妨碍你给他(她)穿漂亮的衣服,这件衣服你将一直保留着。

新生儿尿布。你至少要带10片尿布,因为你有可能在医院待上一两天。不要只带小的尿布,还要带几个大一点儿的,以防你生个大屁股的宝宝,就像我女儿那样。

小帽子。孩子出生后体温很容易下降,他(她)的头部需要保暖,无论是在夏天还是在冬天。

一条小毯子。要带一条软的、华丽的、漂亮的小毯子。这条小毯子将包裹着宝宝,陪着宝宝去往各处,它是属于宝宝的。一定要买一条很特别的毯子,开司米的比较理想,尽管它贵了一点儿,但是很柔软、轻薄,想怎么叠就怎么叠,宝宝盖上也暖和,对宝宝的皮肤也有好处。但用的时间久了会脏,必须经常洗,这样的毯子只能手洗。如果你不愿意手洗的话,你可以选择能机洗的毯子。

需要带的其他物品

拖鞋和柔软的袜子。

按摩油。为了缓解背部的疼痛,建议你带一瓶按摩油,做背部按摩时使用,会让你感觉更加舒服,你也可以把按摩想象成是在按摩院里进行的。

足底冷却喷剂。你自己当然没法对足底进行喷雾,陪产的家人可以为你做这件事情,喷上后多少也能起点作用。

发带。因为你会反复出汗、擦汗,在床上躺着时会不断地变换睡姿,所以需要多带几个发带。你本来就很难受，如果头发没有扎好再遮住你的脸，那将是多么悲惨的情景。

带几本读物。比如你喜欢的杂志。

防止胃灼热的药物。在我第一次分娩时，我只希望有能够抗胃酸的药品。胃灼热太折磨人了，我想死的心都有。除了其他地方的疼痛和不适之外，胃灼热是最让我无法忍受的痛苦。请你接受我的教训，一定要携带防止胃灼热的药物。当我每次给朋友建议时，她们都笑我，说我有点神经质。但事后她们还是对我表示感谢。因为她们听从了我的建议，带上了缓解胃灼热的药品，使她们免受了很多痛苦。

相机和相机电池。带相机只是为了给新生儿拍照，记录下宝宝刚出生时的样子。当新妈妈体力稍微恢复以后，再拿给她看。因为在刚分娩后的几个小时里，你根本想象不到自己的样子是多么糟糕，宝宝看上去也是其貌不扬。但有趣的是，当你的孩子结婚时再把这些照片拿出来展示，一定会让大家感到兴奋。

手机、MP3 等。如果你的宫缩期持续的时间特别长，就像我一样，在你还没有彻底崩溃之前，你还可以听听收音机或者 CD，以此来缓解宫缩带来的疼痛。

浴袍。医院给产妇提供浴袍，但是它既不漂亮，也不柔软温暖，最好带自己的浴袍去医院。同时提醒你注意，分娩后你也许要到病房外透透气。所以，你不用带真丝或者一些高档面料的浴袍，只要它舒服、保暖就行。

笔记本和笔。也许你想记录一些东西，以免之后忘记，如果必要的话，请带上笔记本和笔。

爸爸需要的东西

不是所有的父亲都能经历宝宝的出生过程。你的老公是否要陪产，由你们二位决定。

如果你老公陪产的话，他在医院里停留的时间比计划的要长，有必要给他准备下列物品：

即食食品。当商店都关门后，如果他突然感到很饿怎么办？准备些即食食品，有备无患。

换洗的衣服，至少要带内衣。宝宝有这样的权利，要求父母穿戴干净整齐，来迎接他（她）的出生，不是吗？

带些能让他打发时间的东西。如果他一直在你的身边转来转去的话，一会儿你就烦了。另外，他也需要放松一下，为你下一轮宫缩做好准备。对于许多男人而言，当他们看到自己的妻子因宫缩而痛苦时，他们感到自己无用和空虚。所以，在宫缩的间隔时间里，让他做些事情是个明智的安排。请你不要忘记，这时对他来说也是个奇特和难熬的阶段！

以上的确是个很长的清单。因为宫缩可能持续很长时间，在这个阶段里，如果你的嘴唇干燥、皮肤斑斑点点、头发油腻、再加上一个丑陋的胸罩，则会使你的心情更加糟糕，让你有雪上加霜之感。

在孕期最后一个月的前几天，就要把该带的物品准备齐全，装到去医院拿的包包里。另外，还要告诉你老公包包放在什么地方。当你应该去医院时，你脑子里肯定想的是其他东西，而你老公要是拿错包包的话，将会带来不小的麻烦。

为了不使你过于乏味

宫缩不是令人陶醉的经历，绝对不是。在宫缩期间，你看上去比以往任何时候都糟糕，汗流浃背、皮肤上有斑斑点点、心情暴躁、半身赤裸。这个时候你也许可以说一些或者做一些平时不说、不做的事情。

给聪明女性的一点儿建议：在分娩前几天去修指甲、修脚。在我生第一个

真正的挑战即将开始

孩子的前几天，我平生第一次去修脚，在我认识的女士当中，她们大部分也都这么做。

  分娩后你住在一个不起眼的病房里，但是，至少你身体的一部分很漂亮，这也能愉悦你的心情。你需要这样的好心情伴你走进哺乳期。

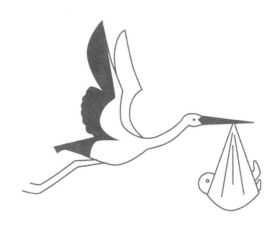

分　娩

在宝宝认为合适的时候他们便会主动来到这个世界。宝宝出生的时刻有时是父母根本没有预料到的，或者是父母认为是非常不利的时刻。你如果是足月分娩的话，当分娩超过了你企盼的日子时，接下来的几天对你来说就像永远。在足月的基础上宝宝又给了你额外的奖励。

当分娩临近或者过了预产期时，你有强烈的愿望想尝试好心人告诉你的各种加速宫缩到来的方法，这种心情是完全可以理解的。不过请你注意，好心归好心，"好心"不代表"有意义"，不代表经过了"医学验证"，不代表完全"对你负责任"。

如何促使宫缩早点到来

有几个小验方，据说能促使宫缩早点到来。这几个小验方虽然没有得到确切的论证，但还是有一定的理论根据，其中有些做法还比较有趣。试试看，总比傻等强，无休止地等待会使人变得疯狂。

做爱

做爱是促使宫缩的最有效的方法之一。精子里含有类似于荷尔蒙的名叫前列腺素的物质，在该物质的作用下子宫口会变软。另外，性生活还能引发催产素的释放，促进子宫收缩。

但是，这种方法对我不适用。做爱当然能给人带来乐趣，通过做爱促使的宫缩一般是假性宫缩（后面还要谈到这个问题）和腹股沟疼痛。做爱后，你的老公满足地睡去，给你留下的却是几个小时的失眠、折磨人的假性宫缩，折腾完后一切又恢复了平静。至少我是这种情况。做爱后我精疲力竭，感觉痛苦至极。此外，如果只是为了促使宫缩而进行性生活的话，性生活则会被看作是额外的负担和责任，也不一定能给人带来快感。

咖喱粉

咖喱粉的味道虽然鲜美，但是对促进宫缩没有一点儿作用，我和几个朋友都是这个观点。我不知道这个验方是怎么来的，也许是一家印度饭店的老板发布的吧。

为了促使宫缩早点到来，我几乎每天晚上都吃咖喱鸡和咖喱粉调制的羊肉，大约持续了一周的时间，没有体会到宫缩，哪怕是轻微的宫缩也没有。

覆盆子叶茶

这种草药在天然食品店和药店都能买得到。它的味道犹如羊尿，含有某种补药成分，能使子宫肌肉为宫缩做好准备。

这种茶只能在妊娠第七个月的时候开始饮用，每天两杯，据说可以促进宫缩并减轻宫缩带来的痛苦。我怀第三个孩子的时候，在孕期的最后两周里，我每天都喝这种茶。尽管如此，我的每次宫缩持续近一个小时，而且还伴有难忍的疼痛。

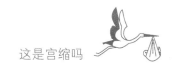
你是否也饮用这种茶，由你自己决定。

摩擦乳头

这种方法在我身上显然没起什么作用。摩擦后，我只感到肚子有点儿发紧。但这个办法听起来比较有意思，你不妨一试。

滚楼梯

这个办法绝对行不通！

蓖麻油

使用蓖麻油是个糟糕的主意，很久之前接生婆使用过这种油，因为那时人们对一些事物还一无所知。随着时代的发展和进步，已经发布过告诫，不要使用蓖麻油。我怀孕的时候还是想试试这种方法，于是就买了一小瓶，打开准备使用时，我盯着小油瓶发呆，心想，我已经等了宝宝9个月的时间，再等上一周也无妨，所以买了后也没使用。

这是宫缩吗

下面是我与一位女友的对话，她当时在怀第一个宝宝，我们当时谈论的话题是分娩。一般情况下我尽量回避这个话题，因为我说话太直接、太过形象，很多女同胞听完后会吓晕。这个朋友想问几个关于分娩的问题，她认为，我是三个孩子的妈妈，一定能给她满意的解答。也许她要的答案与我的讲述不同。

与朋友的对话

朋友：你说说，宫缩到底怎么回事？它什么时候开始，怎么判断宫缩？

我：刚开始时不知道，待一会儿可能就会反应过来，宫缩开始了。

朋友：是吗？凭什么判断是宫缩？要是羊水破了呢？

我：不知道。我的羊水从来没有破过。

朋友：从来没有？羊水没破怎么能有宫缩呢？

我：不知道。我个人是这种情况。我有三周的假性宫缩。

朋友：什么是假性宫缩？

我：不是真正的宫缩，但是感觉像宫缩。

朋友：啊?！

我：有一天我感觉假性宫缩的程度有些增强并伴有疼痛，于是我想，真正的宫缩开始了。

朋友：原来如此。怎么知道该何时去医院啊？我一直还没有闹明白。

在这个时候我只有如实地告诉这个思绪混乱、忧心忡忡的朋友，当真正宫缩开始以后，我没有立即去医院，而是去电影院看了一部电影，目的是分散自己的注意力。从她的表情上我可以读出，她希望听到的答案并非如此。

也许有些事情我要特别说明：宫缩是相当特别的，也是不可预计的。它什么时候出现、以什么方式出现、何时结束它的使命，与你的宝宝和你的身体状况有关。但是，起决定作用的是你的宝宝。

假性宫缩

如果假性宫缩的存在是大自然在开玩笑的话，那么，我感觉这个玩笑一点儿也不好。假性宫缩与好笑根本没有任何联系，在真正的宫缩到来之前，假性宫缩只能消耗当事人的体力，使她变得神经过敏、疲惫不堪。假性宫缩其实就是预备性宫缩到真正宫缩的过渡。很遗憾，目前还没有更详细的解释。我每次怀孕时，在孕期的最后几周，每十分钟就会感到一次强烈的宫缩，这种感觉一般持续几个小时，然后逐步退去，第二天再重新开始。今天的宫缩结束后，我自己就已经开始为第二天的"宫缩训练"感到害怕，因为这种宫缩的确很痛，也很容易使人感到疲倦。当时我还不知道，与真正的宫缩相比，这只是毛毛雨而已。当真正的宫缩开始时，我根本无法相信！

真正的宫缩

现在宝宝已经给你发出了信号，他（她）没有兴趣继续跟你开玩笑，他（她）想出来看看这个世界。下列情况可能就预示着真正的宫缩。

出血信号

有带血的黏液流出。如果你在内裤上发现有玫瑰红色的或者是褐色的果冻状的小血块或者黏液，预示真正的宫缩即将开始，离宝宝出生也就几天的时间。这时你不要紧张，也没有必要拿上包包就去医院待产。

有一种突然轻松的感觉

这种感觉往往出现在宫缩开始之前。你突然感到自己的腹部向下沉，你能够比较轻松地呼吸，能多吃几口饭，饭后再也没有撑破肚皮的感觉。这就说明胎儿的头部已经入盆了，为出生做好准备姿势。但是，如果你以后再次怀孕的话，胎儿可能还会在头部入盆后改变自己的位置。如果你不是初次怀孕的话，当你的宝宝的头部开始下滑时，请你不要高兴得太早，谁知道你的宝宝还有什么花招和动作。

羊水破了

典型的好莱坞场景：你和老公正在吃一顿浪漫的晚餐，突然有两升的液体从你的大腿处哗哗流出来。我分娩之前，羊水从来没有自己破过，一次都没有！如果你分娩之前羊水真的自己破了的话，那么，你就当自己尿裤子了，也不用紧张。

宫缩

真正的宫缩是有规律的，而且频率越来越快，你会感觉出来。如果你没有感觉到宫缩的话，那么，你真是太幸运了！还有一种情况，你有宫缩现象，但是不想在其他人面前再次提起，因为在分娩时它让你忍受了几十个小时的地狱般的折磨，就像我一样。不知什么时候你就会发觉有规律的且越来越强烈的宫缩。这时你可能在想，我能不能计算一下宫缩的间隙，但计算间隙不是你想象得那么简单。因为当疼痛过去或疼痛减轻后你会感到特别轻松，这时也许就忘记了计时，待想起来后又在那里胡乱假设一通，最后也没有搞清楚宫缩的间隔时间。

窘境

为避免出现"油箱是空的，去医院拿的包包还没有整理好"等等这样的窘境，许多建议基本都大同小异，比如应该预演一次：请准确计算从你发出第一声尖叫，到带上包包上车加上路途的时间，再加上20分钟的塞车时间，待终于到达医院后，你不小心又走错了医院的门，这一切加起来看看需要多少时间。

其实这样做的意义并不大，因为大部分的产妇都是半夜去医院。那时你的头脑也不怎么清醒，要带的东西肯定会忘一半，夜间马路上的交通明显要好很多，路途不需要那么长的时间。小心不要超速啊，超速要罚款的！

 小贴士

有备无患

尽管去医院时你的头脑不那么清醒，但有些东西你还是必须要记住的，为了不使去医院时手忙脚乱，你应该：

在预产期的前几天准备好去医院带的包包，并且把要带的东西全部装到包包里；

检查汽车里是否还有足够的汽油，每天都应该检查；

跟你老公商量好一个方案，如果你要去医院时他还在办公室该怎么办？他是否知道去医院拿的包包在什么地方？他是否会想到带婴儿的汽车座椅？如果这时你对他说，你恨他，其实不是你的本意，他能理解吗？

制订一个紧急情况下去医院的备用计划：当你老公不在时，谁是靠得住的送你去医院的后备人选。

你的分娩计划：所有的东西都应该随机应变

苏格兰诗人罗伯特·彭斯说过这样的话："人世间，最好的计划也不敌变化。"此时此刻，这句话我们可以这样理解：忘掉分娩计划，让一切顺其自然。

一个分娩计划的确是个很好的计划。但是，计划不一定成为现实，更不要受计划的约束。另外，即使你有自己的打算，也要与你的老公和负责给你接生的医生认真座谈，听听他们的意见。这样你就能明白，可能会出现哪些意想不到的事情，在哪些情境下你必须自己拿主意。与他们座谈的同时，可以利用这个机会，问一直压在你心头的问题，比如：用什么方法可以使你既快又不会太疼地生出宝宝？

你尽管可以周密地计划、安排，选出你喜欢用的药物、分娩姿势或者分娩时播放的音乐。但有一点是肯定的，那就是分娩绝对不会按照你的计划进行，不会完全听你的指挥。我是过来人，能给你的忠告就是：

不要奢望一切都按照计划进行，必须做好随时改变计划的准备。

如果你有这样的心理预期的话，那么，分娩时一旦遇到意外情况你就不会陷入被动的局面。

我的分娩经历完全超出想象

第一次分娩

计划：尽量快点；分娩时不使用药物；胎儿不要过大。

现实：36 小时的宫缩；使用了哌替啶、PDA（无痛分娩）、笑气（英国有这种药物）；婴儿体重 4200 克（的确很重）；遇到了一位好的产科大夫，很幸运！

第二次分娩

计划：尽量快点；尽早使用 PDA；胎儿不要过大。

现实：17 小时的宫缩；没使用药物（没有人能给我用上 PDA），婴儿体重3700 克；产科大夫没有人情味！

第三次分娩

计划：不要太长时间的宫缩；尽早使用 PDA；胎儿不要过大；能遇上一位和蔼的产科医生。

现实：9 小时的宫缩（包括全家一起去电影院看电影的时间，当时看的是一部描写儿童生活的影片）；没使用药物；婴儿体重 4000 克；产科大夫是位人间天使！

你现在理解"最好的计划也不敌变化"的含义了吧,彭斯先生说得太精辟了！

选择分娩地点和分娩方式

这个选项的答案不是在"困难"和"简单"之间。如果是这样的话，大家肯定都选"简单"分娩,那"困难"分娩就会被人早早地抛弃。这里要谈的问题是,你应该提前考虑好在哪里分娩,用什么分娩方式把宝宝带到这个世界上来。也许你的计划遇到突发情况又要改变,因为你别无选择。例如:你忘记在医院里预定浴缸;你与闺蜜在行驶的途中宝宝要出生,你不得不把孩子生在闺蜜汽车的后座上。

尽管意外无处不在,但是你仍然可以为分娩方式制订一个计划,就把制订计划看作是在给自己开玩笑,让自己高兴一会儿,或者是分散一下注意力。

在家里分娩

就我个人而言,我不推荐任何人在家里分娩,这只是我个人的意见。你在自己家里的确可以分娩,把宝宝带到这个世界上来。但是,出于多种考虑,建议你慎重做出这个决定。在现实中,家庭分娩比医院分娩要复杂和麻烦得多。

如果计划在家里分娩,你应该考虑到下列几点:

你至少要准备20条毛巾或者是浴巾,用来擦汗、擦血,用完后还要清洗干净,这些事情你自己肯定做不了,因为你要照顾新生儿。所以,你还要请其他人做这些事情,你老公、助产士或者你的某位闺蜜。

在你分娩时一定会有电话打进来,也许其他人会听到你的叫喊声,像一只快要被勒死的猫叫。

当家庭助产士认为你在家里分娩对你本人和对宝宝不会出现任何风险的情况下,你才可以考虑在家里分娩。如果助产士提醒你,在分娩时一旦出现某种问题,她将把你转到医院。这时你应该十分小心。我的顾虑是:一旦你突然需要医疗救助,如果你不能直接被送进医院的话,那么,你和宝宝将处在非常危险的境地。这一点非常重要!

在我的两次分娩中,如果我再晚几分钟(注意我说的是晚几分钟)得到医疗救助的话,我会面临生命危险。请你一定记住我的话!为什么要让宝宝经历分娩带给他（她）的风险？我理解，在医院里分娩也有很多不利的地方，比如：去医院很麻烦，当着很多人的面把宝宝带到这个世界上来，医院里的茶不怎么好喝，等等。但是，分娩是一件风险很高的事情。为什么你不选择你和宝宝都能得到最好的医疗救助的地方分娩呢？

　　当然，我也认识很多在家里分娩也非常顺利的女士。我还要再次强调，在你选择分娩地点时要慎之又慎。我个人的观点：在家里分娩弊大于利。

水中分娩

　　许多孕妇认为在浴缸里分娩很吸引人，水中分娩能给她们营造一个惬意的氛围，让她们感到安心、镇静。但是提醒你注意：

　　　　如果长时间呆在水里的话，在分娩时你看上去就像个被晒了 90 年的西红柿一般；

　　　　宫缩期间，在一定的条件下你可能会失去对肠道的控制能力，浴缸里可能会漂浮一些令人生厌的东西，不过助产士会及时清理的；

　　　　在水里，既不能给你使用 PDA，也不能给你注射杜冷丁。

积极主动地分娩

　　宫缩期间多运动有助于减轻疼痛，也有利于宝宝滑动到正确的位置。胎儿有一个令人不爽的个性，他们总是忘记自己该干什么。正因为如此，才使得宫缩过程拖延很长时间，你不断地活动可以帮助聪明的他（她）把精力集中在应该完成的任务上。同时，活动还可以使你分散自己的注意力。如果你需要 PDA 的话，使用之前一定要让助产士把所有的事情都跟你讲清楚，而且你要告诉她，你想尽量多活动，因为使用了 PDA 以后会影响活动的情绪。

关于助产士

我所认识的大部分助产士都是既有爱心又懂幽默的女士，她们可以帮助产妇愉快、安全地分娩，在她们的帮助下这一点是能做到的。

从宫缩开始到你分娩结束，助产士会始终陪伴着你，观察你的情况是否正常。另外，助产士会给你介绍可能使用哪些止疼药，告诉你宝宝的情况，离出生还有多长时间。当你需要医生时，她会给你请医生（这里介绍的是德国的情况）。

她在你身边不是你的出气筒。你可能会吃惊，我为什么要提这个事情。你想想，一个4000g重的胎儿和一个3000g重的胎盘（几乎是人体的整个内脏）要从肚子里分离出来，在这样特定的条件下，你可能会做出平时根本不会做的事情。我在分娩的时候也向助产士吼过，有的产妇更甚，在疼痛达到极点时还会殴打助产士。尽管你要忍受巨大的痛苦，但是这样的行为是不能被原谅的。如果你还具备思维能力的话，请想一下，她为你付出很多艰辛，她已经尽了最大的努力，为的是让你的宝宝安全、顺利地来到这个世界。

当然，人和人是不一样的，也有凶神恶煞般的助产士，反应慢、长得也不美、自认为很了不起。她会一直劝你，不用使用任何止痛药物，或者一直说你浮肿得厉害。如果你不幸遇到这样的助产士，你不用担心，可以把自己的意见明确告诉她，不要难为情。我第二次分娩时就遇到了这样一位助产士，至今我还对她耿耿于怀，因为她的原因才使我的第二次分娩困难重重。

现实是残酷的（这就是赤裸裸的现实……）

我的生活之路是这样引领我的：掌握了信息，准备工作就做好了一半。我受内心使命的驱使，应该跟你讲清楚，生孩子究竟是怎么回事。要讲的内容不是很多，但是会让人感到痛苦。

或许大自然指着女士们的鼻子说：我创造了你们，赋予了你们优美的身段、

分 娩

智慧、灵敏、美貌、性感，让你们经历各种各样的性高潮，现在我够了，没有兴趣再苦思冥想让你们用什么样的方式把孩子带到这个世界上。我知道，讨论这种方式是件愚蠢的事情。所以我决定，让一个胎儿在你们腹内生长9个月的时间，待他们长到一定大小的时候，再让他们来到这个世界。生孩子疼吗？当然很疼！我已经跟你们说过了，我现在快累死了，不愿意再说了。这个痛苦你们必须经历！

生孩子的确是个痛苦的经历，疼痛的程度有时无法用语言表达。但是，世上每天、每时每刻都有女性在经历这种痛苦，相信你也一定能够承受。

关于分娩疼痛的几个真相

如果你还没有经历过分娩，你当然体会不到它带来的痛苦。但是，上天会眷顾我们的，不会让我们因为分娩时的疼痛而消亡。

分娩一结束，疼痛立马停止，你就得到了一个宝宝，这不是一件美妙的事情吗？你的宝宝，他（她）虽然很小，但是和成人一样完整，他（她）非常漂亮，让人感到不可思议。为了得到他（她），人世间的任何疼痛都没有分娩时的疼痛有价值。这样的痛苦人们不希望只经历一次，而想经历多次。在读完这段话后，相信你不会再像5分钟之前那样感到分娩是那么的可怕。我希望你能顺利地坚持下来，这本书的主题可以说就是"坚持"二字。另外还有一个好消息告诉你：所有的事情可能没有那么严重，事后你可能非常吃惊，一切进展得如此顺利。无论是什么情况，都祝你好运！

请你注意：

我跟你讲述的内容是以我的三次分娩经历为基本依据，我的分娩经历是痛苦的。但是，也有很多女士，她们的分娩经历并不十分痛苦，这真是一次了不起的经历。所以，你也不要太过担心，分娩的痛苦不是地狱般的折磨。如果分娩时你真的很疼的话，那么，你可以诅咒我或者使用镇痛剂。

免费的镇痛剂

顺利分娩是无价的。从前，我们对能够完全自然分娩的产妇给予热烈的掌声，而今天我们不再苛求产妇必须经历所有的分娩痛苦。

因此我建议：请服用止痛药。如果让你服用的话，请不要拒绝。当你的疼痛减轻一点儿时，你就不会再对这些止痛药抱有偏见。下面给你介绍一下产房里的一套程序。

PDA

其实我不想给你介绍使用细节，以免引起你的不安。在脊椎的下部给你先埋上一个针管，把麻醉剂注射进去，然后，你的整个下肢就失去知觉。听起来是不是有点儿吓人？但是非常值得。无痛分娩（PDA）给人的感觉是这样的：好像经历了一次之前从没有经历过的最美妙的、持续时间最长的、最有效的性高潮。实际情况的确如此。从麻醉剂在你的血管里流淌的那一刻开始，兴奋、安详、快乐和爱意，所有能让你幸福的感觉扑面而来。这种感觉一直持续到注射结束。

你应该了解的 PDA 的副作用

注射后你必须躺着，这样就会延长宫缩的时间；

在孩子即将娩出时，可能医生会建议放弃使用PDA，以免造成宫缩乏力；

必须时刻监测胎儿的胎心，注射后有的产妇有憋闷的感觉；

体会不到紧迫感，这一点比较让人担心；

较高的风险是：必须用产钳或者吸盘把宝宝取出来。

除了上述风险外，无痛分娩毕竟还能给你带来快感，还是很有吸引力的，不是吗?

注射后产妇仍然能够活动的 PDA

在使用这个比较先进的技术后，你既感觉不到疼痛，也不影响你运动。天才的发明创造! 此麻醉方法适合在宫缩开始阶段使用。遗憾的是，现在许多医院还没有使用这项技术，你在选择医院的时候要详细咨询。

哌替啶或者杜冷丁

如果你从未使用过致幻剂类的毒品的话，同时又想注射免费的止疼药，那么，哌替啶或者杜冷丁是很好的选择。这些药品的效果类似吗啡，能起到减轻阵痛的作用，而且让人感到轻松。当时我注射了这种药品后还洗了个澡，听了两小时的收音机。

药物的副作用

注射后有的产妇感到很累，甚至不舒服;

这些药物会进入胎盘，因此有的宝宝在出生后呼吸窘迫，必须接受治疗;

使宫缩时间延长。

宝宝的出生

在宝宝来到世界上的那一刻，你的大肚子突然间消失了，你看到的是一个婴

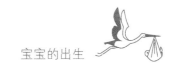

儿，这是否符合你的预期呢？婴儿不会像天使一样在产房里飞舞，刚出生时也不是那么美丽漂亮。娩出宝宝的那一刻你的感觉是：就好像有人在你的心窝处猛的一击。接下来你可能感到轻松和空虚，几乎说不出话来。

有的女士这样描述那一刻：好像把一个西瓜挤压了出来。那种轻松的感觉是那么令人愉悦。我每次分娩后只是笑，笑一两分钟。

当你是剖腹产时。剖腹产后的感觉就不会那么令人满意，尽管宝宝已经来到这个世界，宫缩的疼痛也消失了。

分娩后，如果你只想躺着，也不用担心。分娩后你不想立即看宝宝，把他（她）抱在怀里，这没有什么，也不稀奇，并不能说你不爱宝宝，等平静几分钟后再抱也不迟。

新生儿有点儿淡青色。这是氧气还没有到达肺部和血液里的缘故，不用担心（宝宝的父亲如果陪产的话，则应该做好心理准备，因为他们会看到宝宝的出生过程，有的会受到惊吓）。

宝宝出生后不哭。你也不用紧张。我现在回忆不起来了，我的孩子出生后，我好像也没有立即听到他们的哭声，其实他们也很累。他们给我留下的印象是那么的安静、满足。

你可能根本都没有注意到，宝宝就已经来到了这个世界。到分娩的末期，你要是和我一样头脑不清楚的话，宝宝被娩出的那一刻你都不知道。我总是要问：情况怎么样了，宝宝出生了没有啊。

分娩之后

即便分娩顺利结束，之后还会发生许多事情：

随着一次宫缩胎盘脱离。我每次都会忘记胎盘脱离这件事，因为我只顾着看宝宝了。胎盘脱离时还是很疼的，但是与分娩比起来，这种疼痛程度要轻得多。

剪脐带。剪脐带的人不一定非得是宝宝的爸爸，如果他正在做其他事情，另外的人也可以剪掉脐带（在德国，爸爸可以进产房，并且还可以剪脐带）。

如果在分娩时有撕裂或者侧切的话，还必须进行缝合。缝合还是很痛苦的，并且感觉是个沉重的负担，因为你刚结束分娩，又要经历干扰和疼痛。

分娩后，也许你会浑身瑟瑟发抖，是你身体分泌的肾上腺素造成的。每次分娩后我都会发抖，感觉很虚弱、很冷。由于这个原因你肯定不舒服，我每次都如此。

你把宝宝抱在怀里，从此你的生活将发生彻底改变。

事实就是这样，现在轮到你了

"1月3日，在医院里。"

"我躺在一张宽大的病床上，半米之外是张婴儿床，我的宝宝就睡在里面，呼吸比较快。她比我想象得要长，红润的皮肤，脸上有抓痕。蓬乱的黑发贴在她的小脑袋上，有着一对深蓝色的大眼睛，圆圆的脸蛋儿，鼻子微微翘起。小手上的皮肤干干的，就像上面有鳞片一样，手指甲很长，指甲盖很尖，她简直太美了！说实话，我现在还不知道她究竟是谁。她认识我吗？她能认出我吗？她会喜欢我吗？我就想一直这样看着她，闻她的气味，亲吻她。希望她也能喜欢我，为了她的幸福，我愿意做一切事情，始终在她身边陪护。我已经急不可待地想了解你、认识你，我的小艾米丽。"

当以上这些都结束后，你突然成为了母亲！给你送上最衷心的祝福。请尽情

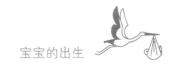

地与亲人拥抱、欢呼吧。不过请你注意：万里长征你才刚走完了第一步，还是最简单的一步，接下来你必须做所有母亲该做的事情，一生一世爱你的孩子。

如果你还不知道如何才能扮演好母亲的角色的话，那么，我将给你一些建议，帮助你完成生命中最令人心旷神怡的旅行，同时在旅行中又不会经常从马背上跌落下来，导致失去理智。

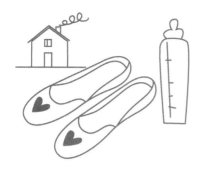

刚开始做妈妈

对于一个刚开始做妈妈的人来说，最初几天会手忙脚乱，具体混乱到什么程度没有必要一一列举。刚开始做妈妈是个巨大的角色转变，是感情上的冷热水交替沐浴，同时还要求你的身体有足够的耐力。

俗话说得好：万事开头难。如果有人对你说，从现在开始会越来越累，请不要相信这样的话，你心里一定要清楚：

不会越来越累。

这个时候是妈妈最累的阶段，请咬牙坚持下来，当你的宝宝半岁的时候，一切就会变得轻松起来。

有时，某个生过三四个孩子的有经验的妈妈对一个新妈妈自以为是地说，"带一个孩子太容易了"，每每听到这样的说法我都非常生气。带四个孩子与带一个孩子相比，当然是带一个孩子简单，这谁都知道。但是，对于一个没带过孩子的新妈妈来说，一个孩子就足够她应付的！

分娩后的 24 小时

在分娩后的前24小时里,可能是你做妈妈成绩最差、甚至不及格的阶段。首先,由于药物和荷尔蒙的作用,你的头脑还不完全清醒;再者,一切对你来说是新的、不寻常的。

如果其他妈妈对你说,带孩子很简单,请你一定不要相信这种话。从没有孩子到有孩子是你所经历的最大改变。一旦你把第一个孩子抚育好,以后再生孩子对你来说就不算什么,因为你已经完成了最艰巨的任务。

下面想跟你说说做妈妈后前几天以及前几周要经历的事情,有些经历如梦幻般美妙,有的则令人恐惧。无论是好还是坏,这些经历都是正常的。

下列事项应该引起你的注意:

产后出血。如果幸运的话,你也可能没有产后出血的症状。但是,大部分产妇在分娩后的前一两天内会出很多血,会消耗掉很多大块的卫生巾。

虚弱。我现在还能回忆起我当时的情景。我去卫生间,认为自己能行,不需要别人的帮助,所以非常淡定,刚走了不到十步就瘫坐在地上了,真令人郁闷。

出汗。分娩后一直出汗,就像汗出不完一样,我当时更是大汗淋漓。因此,去医院时有必要带些洗漱用品、洗发香波和保湿霜。

不要忘记你的宝宝。在这一刻你也许还没有意识到自己真正成为了母亲。什么原因呢?在分娩之前,你毕竟几天没有好好吃饭也没有好好睡觉,现在又躺在一个奇怪的、丑陋的、不温馨的病床上。另外,你还很疲劳,根本没有缓过神来。在这样的情况下,偶尔忘记宝宝的存在也是可以理解的。这并不能表明你是个狠心的母亲。你不要担心,护士在你的身边,她会提醒你照顾宝宝。

周围所有的人都在刺激着你的神经。助产士、儿科医生、来访者,总之你周围有很多人,分娩后他们想了解一些情况。如果这时你想休息

97

的话，就应该直接对他们说，不要客气。这时你的确需要休息和安静，想弄明白刚刚发生在你生活中的事情。

可能你现在的情绪非常激动。亢奋、感觉浑身有使不完的劲、周围的一切都令你满意，这种现象经常出现，是由于"幸福荷尔蒙"分泌过多导致的，请你尽情享受吧！

也许恐惧的心情一直笼罩在你的心头。如果你自己和新生儿单独在医院里度过一个夜晚的话，就不难理解你为什么会有这样的心情。分娩后的第一个晚上我自己在医院里陪着新生儿，那一晚我给老公打了五通电话，只为听到一个熟悉的声音，然后让自己相信，一切正常。

 小贴士

第一天做妈妈

说实话，为了第一天做妈妈你都不知道该如何准备。所有的一切都是那么新奇、美好，又多少有点儿让人感到不安和疲惫，就像自己在浓雾中迷失一样。这就是一切的开始，不用大惊小怪。

现在我们是一家人

从这个时候开始，以往的二人世界一去不复返，你不能像从前那样晚上两个人悠闲地看电视，你现在有了一个真正的家，因此你要逐步适应这个新家。我用了5年的时间才习惯了"丈夫"这个称谓，原来一直觉得这个词听起来很滑稽。我花费了更长的时间习惯"妈妈"这个角色，终于从某一天开始，我在因特网上搜索"家庭旅馆""家庭汽车"以及"适合家庭就餐的饭店"。

直到这时你才有神圣的感觉，但是这样的感觉不是一天之内就能产生的。

绝不是天性使然

有这样的说法：女人有做妈妈的天性，妈妈这个角色一开始就会带给女人欢乐。为什么这样说呢？因为我们有子宫。这完全是无稽之谈，是某些人杜撰出来的，只为了让女士们更加痛苦。作为女性，我们没有任何原因去犯错误，所有的事情必须做好。

那么，你从哪里学习如何做母亲？为什么做母亲一定能带给你欢乐？你怎么学习如何给自己的宝宝授乳？怎么给他（她）换尿布？怎么给他（她）讲故事？仅仅因为你有一个子宫，天生就应该会这些事情吗？这绝对是毫无根据的说法，我们不要相信。

爱娃·切洛（2岁）的母亲——

培养母亲的感觉使我倍感压力，按照某些人的说法，"我应该立即知道如何做妈妈，这事易如反掌"，我真的受不了了。更糟的是，我不知道该如何渡过这个难关。令人吃惊的是，我竟然做到了，真是不可思议。如果我当时不那么着急，让所有的事情都顺其自然，我可能还要轻松许多。

很多快乐的妈妈在照顾宝宝时，不苛求自己做得十全十美，就像一个"天生的母亲"那样。我们担心对自己要求过高，会使自己显得更加笨拙，会把所有的事情搞砸。我虽然做了13年的妈妈，但直到现在我还不能确信每件事情都能做得很完美。

当我第一次想把我的第一个孩子抱在怀里的时候，我都不知道该怎么抱。她躺在我的怀抱里，是那么娇小，天鹅绒般柔软，身上暖暖的，包裹在一个小毯子里，小鼻孔里发出轻轻的呼吸声，小拳头一会儿张开，一会儿又握住，小手指是那么纤细，睁开她那深蓝色的大眼睛，聚精会神地看着我，表情是那么安静。这就是她！这一刻起我就成为了妈妈，我要面临各种各样的问题，做我认为对的事情。要说"母亲天性"的话，也许我曾有过，只是自己没有觉察到，没有意识到，或者已经忘记了。

我的许多女友承认，经过长年的训练之后她们仍然没找到母亲的感觉。我们每个人的情况都不同，各自有对待儿女的方法和手段。但是，我们有一点是相同的：为了孩子尽自己最大的努力，只做最好的。我们应该为此欢呼雀跃。无论你在母亲的角色中经历了美好、灾难还是多变，你做过很多正确的和错误的事情。无论你怎么做，结果都一样：你的孩子爱你或者恨你。

为人父母的经历很难说越来越简单或者越来越能厘清头绪，请你不要过于担心，俗话说得好：车到山前必有路！

 小贴士

能让你坚持下来的最重要的方法

不要胡思乱想，一切对你来说是新鲜的、毫无头绪的、令人不安的，你就这样过上一个月，然后再体会一下自己的感觉。

不要太在意别的"完美的母亲"，她们好像具有超常的驾驭能力。其实不然，她们只是比你会表演而已。

你就把学做母亲看成是读一个硕士学位，而你对所学的专业一无所知。如果你不期待母亲的角色已经在你身上编了程序的话，那么，你的期待将是积极的、正面的，你一定会发现，自己还是能扮演好母亲的角色。

把你做成的事情看成是取得的成就，不要认为是理所当然。

请不要忘记：爱需要时间。你很少对一个男人一见钟情，对自己的宝宝也是如此。当然，你和宝宝已经在一起9个月了。但实际上你们之前完全是两个陌生人，现在也需要磨合。所以，你要有耐心，要给自己足够的时间了解宝宝。

几天之后，如果你仍然体会不到对宝宝的爱或者对宝宝有亲密感觉的话，那么，你应该向医生、助产士咨询。刚开始不知道如何使"妈妈的角色"发挥作用是正常的，但是，有拒绝宝宝的心境就不正常了，这

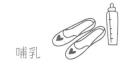

种情况需要医生的帮助。

哺乳

哺乳好像又跟"天性"联系在了一起，认为母亲应该知道怎么给宝宝哺乳。实际情况却不然，哺乳和天性没有任何关联。在我给第一个孩子哺乳之前，我对此一无所知。当我给孩子第一次授乳时，我的感觉是：开始很疼，很疲劳，一点儿都不简单。除此之外，满身弄得都是奶水。但好消息是：哺乳是喂养孩子最健康、最实际、最有效的方式。如果你能给孩子哺乳的话，拒绝哺乳的任何理由都是不理智的。"哺乳让人看起来倒胃口，哺乳会使我的胸部下垂"，这些说法都是无稽之谈，是糟糕的借口。有这种想法的母亲不仅愚蠢，而且还很自私。

哺乳是最健康的喂养方法，没有之一。母乳里含有宝宝需要的所有营养成分，其成分及比例还会随着宝宝的生长和需要发生相应改变，与宝宝的成长同步，以适应宝宝不同时期的需要。更令人称奇的是，这一切都是自然发生的！

母乳喂养还可以促进子宫恢复。这一点很好，能使你的肚子变得扁平一点儿，小一点儿。

哺乳是增进母子感情最好的方式。在你给宝宝授乳时，他（她）看着你，他（她）的目光里充满了信任、爱和亲近的感觉，这些情感比你想象得更加丰满，同时把你们两个紧密地联系在一起。对宝宝这种目光的回忆能让你忘却烦恼，身心轻松。

简单，节省时间。用母乳喂养宝宝几乎不用做任何准备工作，可以随时供应，温度合适。如果带宝宝外出的话，哺乳的优势更是显而易见。

是男人不能做的事情。当然这不是最好的说辞。母乳喂养给母亲一种自信，让母亲感到被需要的重要性：这件事情非我莫属。哺乳虽然不能带来经济效益，却能养活宝宝。

任何事情都不是一帆风顺的，哺乳也是如此。尽管它有很多优势，但是并不能随所有人的愿，哺乳有时会让人感到困难和压力。

有很多原因造成母亲不能给宝宝哺乳：

某些状况。例如分娩期间和分娩之后母亲出现了某些状况，她必须和宝宝分开，必须吃药，这些药物成分会进入到母乳里，使得母乳不适合喂养宝宝。

身体缺陷。母亲的乳头异常，宝宝不能顺利吸吮，导致不能母乳喂养，很遗憾！

身体和精神原因。产后身体虚弱，不能正常进食，或者患有产后抑郁症，使得乳汁分泌受阻，甚至没有乳汁。这种现象来得很快，让人猝不及防。这样的事情也经常发生在我身上，不知道什么原因突然就不分泌乳汁了，过一两天一切又恢复正常。如果遇到这样的情况，请你不要过于紧张，好好休息一下，注意饮食营养，就会重新分泌乳汁。但不是所有母亲都这么幸运，一旦分泌乳汁的阀门关闭后，不是每个人都能重新开启。

有些宝宝就是找不到打开乳汁阀门的诀窍，这个问题不好解决。你坐在那里，露出乳房，做好了授乳的准备，可宝宝只是伸长脖子向你胀满的乳房寻找，却根本不想吸吮。最糟糕的局面是：你越着急，宝宝就越不吸吮。一旦遇到这种闹心的情况时，一定要尽快联系医生或者助产士。

汉娜·赖谢尔（4岁）和本（2岁）的母亲——

我深感不解，认为本来是很自然的事情，做起来却是非常困难。我的助产士对我说："请你等待三个星期。"事实证明，她的话是正确的。刚开始哺乳时我的乳头总是出血，疼痛难忍，我咬牙坚持，一段时间后我渡过了难关，不再感到疼痛。从这时起，授乳对我来说是个特殊的经历：授乳变得简单轻松，把宝宝抱在怀里又感到那么的温暖和惬意。我只能

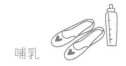

对每个做妈妈的女同胞说：哺乳是值得尝试的事情！

爱娃·比利（11个月）的母亲——

我不知道自己是否考虑过不给比利哺乳，我从一开始就决定母乳喂养，遗憾的是我患了严重的乳腺炎，不能给他哺乳。这时，我感到自己错失了迈过"做母亲"道路上的第一道坎儿的机会。不能母乳喂养比利并不是我的错，但是，由此而产生的失望情绪难以平复。

几点建议和几个专业术语

初乳

分娩后的最初几天，你身体分泌的不是真正的"乳汁"，而是很稀的、水一样的液体，被称为初乳。

乳汁分泌

随着荷尔蒙发生巨大的变化，分娩后的第三天开始分泌乳汁。这时你可能特别容易激动，容易流眼泪，情绪低落，这么多的乳汁让你不知所措。

溢乳

溢乳是很奇特的自然反应，受制于你的大脑。当你的大脑发出指令："全体做好准备，30秒之后开始授乳。"乳汁会非常听话，快速地涌进双乳，并且使乳房变得坚硬，这时你的乳头发痒、发疼，在高压的作用下，乳汁喷涌而出。神奇吧！如果这时宝宝的小嘴巴不喝"奶瀑布"的话，你的T恤就会被浸湿，即使你带着防溢乳垫也不能完全解决问题。正常情况下，你想让乳汁分泌时它才分泌，比如：你坐在那里或者躺在床上准备给宝宝授乳时。但是，你的大脑也有发出错误信号的时候：听到其他孩子的哭声，翻阅杂志时看到一个可爱宝宝的照片。所以，溢乳有时让你很狼狈。

溢乳现象不会顾及到你的感受，这让人很烦恼。在发生溢乳时，请你放松，分散自己的注意力。

正确的授乳姿势

把宝宝放在胸前，让他（她）的双唇紧紧地含住你的乳头，以便吸吮，这是你的一项重要家庭作业。如果你不能很好地完成这项作业的话，宝宝就不能舒服地吸吮，就吃不饱，你的乳头也会疼痛，乳汁会白白地流出，你和宝宝都非常尴尬、无奈。在新生儿工作站有专门的护士传授正确授乳姿势。不过她们教的姿势并不舒服，因为她们不一定有授乳经验，只是在履行自己的职责罢了。

你尽量多试几次，找出适合你和宝宝的授乳姿势。你可以挤出一滴乳汁，抹在宝宝的嘴唇上，或者抚摸他（她）靠着你胸部的脸颊，他（她）就能理解你的意思，把头转过来吸吮。如果这些都行不通的话，请你设法把乳头放在宝宝嘴里，祈求成功。

前段乳汁和后段乳汁

宝宝吸吮的前几口乳汁像水一样稀，是给宝宝止渴的。几分钟后，比较稠的后段乳汁就分泌出来，它含有更多的糖分和其他一些珍贵的营养物质。这两种乳汁能给宝宝提供充足的营养，不然宝宝会缺水和缺少营养。如果宝宝只吸吮了两分钟，那么，他（她）只喝了水，不久就会饿。

乳汁分泌数量

有一个说法：给宝宝授乳次数越多，乳汁分泌越多。这好像是说乳汁分泌系统特别灵活，实际情况恰恰相反。如果你给宝宝两次授乳间隔时间很短，那么，宝宝每次只能吸吮少量的乳汁，而乳汁分泌却要开足马力工作。长此以往，乳汁会越来越少、越来越稀薄、越来越没有营养，因为你的身体在短时间内没有能力制造高质量的乳汁。这样做的结果是：宝宝始终饥肠辘辘。他（她）越是饿，你就越想给他（她）授乳，你分泌的乳汁就越来越稀。所以，请你尽量避免这种恶性循环，定时给宝宝授乳，而不是过于频繁地授乳。

请你尽量保持安静和放松，这虽然很难做到，但只要努力就能成功。我在给自己的宝宝授乳时经常非常失望，一直在抱怨：本来很正常的事情怎么搞得那么困难！有时真的生自己和宝宝的气。换句话说，该做的我都做了，当还不能给宝宝顺利授乳时，耐心就消耗殆尽。宝宝都是些小人精，一旦发现你紧张，他们将用自己的办法安慰你——他们也紧张。所以，请不要气馁，深呼吸后继

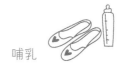

续练习。

 小贴士

乳头的护理

    谈到哺乳这个话题，乳头的作用不可小觑，同时也会经常出现一些问题，好在这些问题都能顺利解决。乳头皲裂是常见的问题，乳头皲裂大部分是由于授乳姿势不正确造成的，请予以纠正；宝宝有鹅口疮，或者你有湿疹，这些都能导致乳头皲裂，鹅口疮是常见病，不要紧张。母乳是治疗乳头皲裂的最佳药品。如果皲裂严重的话，请涂抹愈裂霜。买这类药物时比买避孕套还要难以启齿，为了治病顾不了那么多。如果你不愿意使用愈裂霜，也可以使用维他命 E 油。

哺乳母亲的担忧

我的乳汁不够

    你的这个担心是多余的，你有充足的乳汁。在哺乳期间，年轻的妈妈一般都会偶尔认为她们的乳汁满足不了宝宝的需求。因此，她们认为宝宝肯定很饿，自己负有责任。原因在于我们看不见乳房究竟能生产多少乳汁，那我们怎么知道乳汁是否够宝宝吃呢？请你不要担心！这里有个天然奇迹：你身体分泌的乳汁数量、温度、营养能够满足宝宝的需要，能够使宝宝健康成长，这是我们的幸运所在。如果让我们亲自负责乳汁分泌的数量、温度和质量的话，我们肯定会搞砸。

    但是，如果你突然要给宝宝增加授乳次数，而宝宝也能把乳房里的乳汁吸吮完，你确信乳汁不够，或者出于其他原因哺乳不能顺利进行，遇到这些情况时要咨询医生或者助产士，也许应该给宝宝加些奶粉了。

在哪里授乳最合适

大部分关于母乳喂养的书中会写道：找一个安静、舒适的地方，在没有干扰的轻松环境里给宝宝授乳。不过现实中，无论你在什么地方，只要授乳时间一到，你必须给宝宝授乳，咖啡馆、公交车站、公园的长椅上，都可能成为授乳的地点，有时也的确能在安静、轻松的环境里给宝宝授乳。要说讲究授乳环境的话，还要从第二个或者第三个孩子开始，给第一个孩子授乳时，母亲没有更多的精力顾及场地。无论如何，在家里还是应该有一个温馨的授乳地方。

在公开场合授乳

在我的家乡英国，在公开场合给宝宝授乳，很多母亲感到难为情。这没有什么奇怪的，因为到目前为止人们还比较守旧。在英国，母亲不能在餐馆给宝宝授乳，如果要授乳的话，必须离开餐馆。人们越是向这些可笑的陈规陋俗低头，世上的一些最自然的东西就会被践踏，被看成是伤风败俗、有违公序良俗的事情。而那些虚伪的、没教养的、自私的、保守的庸俗小人就能占上风，他们的偏见就得以传播。如果你的宝宝饿了，不管在什么地方你都要授乳，喂饱可怜的小家伙！如果哪个傻瓜认为你碍眼，那不是你的事情，不用理他。当然，你也不能过于袒胸露背，过于暴露自己。悄悄地进行，尽量不让别人看见。但是，你一定要做这件事！请你为自己的果敢感到自豪，让那些人看看，到底谁说了算，这是原则问题，尽管你的内心还是有点难为情。

 小贴士

哺乳时的注意事项

准备好以下物品：

一大杯水。你可能会口渴。

一个靠垫。用来支撑你的胳膊，15分钟之后你会感到宝宝的脑袋很重。

无线电话或者手机。授乳时间是最好的机会，给亲戚或者朋友打电话，聊聊最近发生的一些趣事，另外你的母亲会经常打电话过来，拿着手机或者是无线电话可以随时接听她的来电。

电视遥控器。

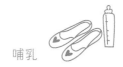

一本杂志或者书。利用这段时间阅读能在10分钟之内读完的小文章。

一条毛巾。擦拭溢出的乳汁。

一些吃的东西。授乳时你也会感到饿。

能垫脚的东西。在给宝宝授乳过程中，有时你的腿会抽筋，就像一个职业运动员那样!

正确的母乳喂养

俗话说得好："吃什么，补什么。"这句话的原理也适用你的乳汁。如果你发现宝宝不好好吃奶的话，那么，你要在饮食上找原因，想想自己是否吃错了东西。这里有几样食物和饮品应该引起你的注意。

你应该放弃的东西

咖啡因。如果有兴趣的话，你可以做个小实验:授乳之前喝几杯咖啡，观察宝宝吃奶时的情况，你就会发现小家伙有点儿抵触情绪。通过这个例子你能马上意识到，你吃的喝的东西会很快进入到乳汁里。你尽管相信我，没什么可以争辩的。

烈性酒。可以理解，9个月的斋戒后你偶尔想小酌一杯。为了宝宝，尽量不要饮酒。

能引起胀气的食品。我的一些女友发现，当她们吃了花椰菜、大蒜、圆葱、白菜或者苹果后，宝宝胀气情况很严重。吃这些东西时应该稍加注意。

用作料调制的食品。我吃这些加作料的食品没有任何问题，咖喱、红辣椒以及含其他作料的食品我都能吃。不过我也听说过，有的宝宝不能够享用含有这些作料的母乳，所以你还是饮食清淡一些为好。

重要说明

你应该多吃：

含铁的食物。在哺乳期间，服用含铁量高的食品以及铁剂（如果医生允许你服用的话）具有重要意义。也许你体内储备的铁被消耗殆尽，缺铁使人感到疲劳，也不能分泌高质量的乳汁。

抛开铁不说，哺乳期间的游戏规则是：质量重于数量。如果你的饮食健康，那么，你的宝宝也会健康发育，茁壮成长。

水。如果到现在为止，你还不知道水对哺乳的重要性的话，那么，请你现在牢记：哺乳会使母亲感到口渴、劳累，水能补充你的液体储备，也能使你变得更加精神。一定要多饮水，这是很简单的事情。

与宝宝建立亲密的关系

卡特琳娜·马克斯（2岁）的母亲——

刚开始时我与小家伙的关系似乎不怎么亲密，我当时很担心，不知是什么原因？是否会影响将来我们两个——母亲和儿子的幸福？当时真是操之过急，过了一段时间后发现，我爱马克斯，这种爱是发自内心的、炙热的。我几乎不能忍受与他分开，哪怕是很短的时间。我经历了创伤性的分娩后一直处在恐惧中，我当时没有意识到，这是造成开始我对马克斯不是特别亲密的原因。

与宝宝亲密感的产生也属于"母亲天性"序列，因此，许多母亲倍感压力。世俗对母亲的要求是，从娩出宝宝那一刻起，母亲就必须与他（她）有"亲密的关系"。在分娩之后，当你还在疲惫不堪的状态时，要求你第一眼看到宝宝就必须"永远地深深地爱上他（她）"。如果你当时感受不到这份爱的话，一些谣言和八卦就会告诉你：孩子以后肯定会吸毒，而且会发生在他（她）乘火车还不用买票的年龄。另外，母亲还要背负"黑心母亲"的骂名，还要把这个骂名文在你的前额上。

综上所述当然是无稽之谈，应该立即把它们抛到九霄云外。与婴儿建立"亲密联系"意味着很多东西，例如：你小心翼翼地抱着他（她），担心别人把他（她）从你怀里夺走，他（她）在你的怀抱里让你感到很舒心、惬意。你如果有这样的感觉的话，就说明你已经开始走上做母亲的正确之路。此外，你还学着与他（她）交流，直到有一天你真的完全理解他（她）的哭闹、打嗝、做鬼脸、手舞足蹈的含义，爱上了他（她）的一切。对于新生儿来说，从第一个月开始就能爱上自己的母亲，主要原因是母亲每隔几个小时就要给他（她）喂奶。

母亲不能与自己的宝宝亲近或者建立紧密关系，将是一件非常复杂的事情，这对于许多年轻母亲来说简直就是噩梦。她们倍感自责，认为自己一无是处。自责和无用的心理又会极大破坏母亲与宝宝的关系。遇到这样的情况，我只能深表遗憾。

重要说明

如果你没有很快建立起与宝宝的亲密关系，请你与医生或者助产士谈谈这个情况，也不要过于着急。经历了漫长的 9 个月的孕育和困难的分娩后，出现一些状况是可以理解的。

如果你处在"必须与宝宝建立亲密关系"的压力之下，那么，结果会事与愿违。我的建议是：只要时间允许，尽量多与孩子待在一起，只关注孩子，忘记其他事情。仔细看着他（她），闻他（她）身上的气味，抚摸他（她），倾听他（她）发出的所有声音，观察他（她）的各种反应，一定要坚持这样做。另外，让你的宝宝也做相同的事情：抚摸你的脸、闻闻你身上的味道、观察你的笑容和鬼脸，等等。这样做或许让你觉得不可思议，但是，的确能有效果。

产后精神迷茫

不是你生了孩子就会自动失去理智。

下面的这些提醒你可能认为是多余的，但是我不得不说，有些很聪明、理性、遇事果断的女性，分娩之后，只要在涉及照顾宝宝的问题时，她们就会一下子丧失全部的判断能力，我本人也是如此。你也可能会度过一段这样的时光。

用我个人的理论来判断，恐惧是造成这种局面的幕后推手。担心自己做错事情，把所有的事情搞砸，对宝宝造成不良影响，受埋怨或者自责。我们这一代的父母是害怕做错事情而放弃的父母。这很可能影响到我们的孩子，也许我们以后要为他们的心理治疗买单。我们担心、害怕的必然结果是：毁掉我们的孩子，毁掉我们自己。

当遇到一些实际问题时，咨询是解决问题的最好途径。你从其他父母那里获得的经验和信息越多越好，也许他们有成功的经验和解决办法。再者，你自己也可以用你的聪明头脑考虑并决定，哪些内容适合你，哪些对你和宝宝最有帮助。因此，我像老师编教材一样，列了一个长长的清单，清单里的条款我认为是有用的，你应该牢记在心里，它们有助于你摆脱迷茫，重拾智慧和一流的判断能力。

 小贴士

切记

相信自己的直觉；

不要生搬硬套别人的经验，它们不一定适合你和你的宝宝；

不要固执己见，当遇到问题时，可以多尝试几种解决方法；

不要做你感觉是错误的事情。

情绪低谷期

我们大家都知道，生活不是一帆风顺，生活中有高潮，有低潮。你的"低潮"大概源于在床上躺着的时间太长，免不了抱怨。事情原本是正常的，一段时间的兴奋过后，慢慢冷静下来，情绪也随之低落。当你刚娩出宝宝时，你一定会非常兴奋，情绪高涨，随之而来的肯定是情绪低落和伤感，就像坐过山车一样。

根据我的理论，导致情绪波动的原因是：

你现在极度疲劳。在某些特定的情况下，每个人都可以适当减少一点儿睡眠的时间，坚持几天没有大碍。但是，假如你的生活全部被打乱，几天几夜都不能入眠，而且精神一直处在高度紧张状态，担心宝宝的一切是否正常，甚至忘记了分娩曾经带来的恐惧。在这种状态下，许多新妈妈都做不到去煮一杯咖啡喝，更谈不上全天24小时去关心和喂养一个嗷嗷待哺的新生儿。

新鲜感的刺激消失了。你认为这是在恶意贬低新妈妈吗？绝对不是！刚开始与新生儿相处的几天特别美好，他（她）就像世界上最美妙的玩具。但是，你一旦向所有人展示了这个新玩具，认识了这个玩具的所有按钮，了解了它的全部功能之后，你还觉得它是那么神秘和新奇吗？值得庆幸的是，还有其他成千上万种可能性在等待你的发现，使你为之振奋，为了接下来的20年……

你想按下休息按钮。这是我一直要面对的最大问题。在很多天没有得到休息之后，一点儿喘息的时间都没有，我真想休息一下，不去照顾孩子。

我不是说非要休息一个周末，哪怕是在离家最近的一个咖啡馆里喝上一杯咖啡，快速回复一下信息，也就心满意足了。但是，每天到下午四五点钟的时候，潜意识会提醒我：你不能按下休息按钮！今天不能按，明天也不能按，在接下来的4年、5年、6年里，你也不能按下这个按钮。无论是白天、黑夜，还是周末，还是外出度假，孩子始终和你在一起。即便你找一个临时保姆替你照看宝宝，你有几个小时的休息时间，你只能是身体得到了休息，你的心仍然在宝宝那里。我的经历会使你明白你肩负的任务是多么的艰巨。面对这么艰巨的任务，一时的心情不好真是不算什么。

你失去了从前的生活。你做新妈妈的感觉是美妙的，即使在这种心境下，你也可能偶尔会怀念以往的二人世界，原来的生活被原子弹一下子给炸毁了。当了妈妈一周之后也许你才能意识到：我不能外出看电影、不能与朋友聚餐、不能去俱乐部、不能去看画展。可是从前我很自由，想去哪里就去哪里，这个时候你会非常怀念过去的生活。

当你达到情绪的低谷时，可以用很多方法使自己重新振作起来。

不要为你的郁闷情绪而郁闷。你不是个例，其他新妈妈亦是如此，这恰恰说明你找对了做妈妈的感觉，该给你奖励。

把你的郁闷情绪赶走。一旦感染上不良的情绪，你哭天喊地也没有用处，尽量寻求帮助和倾诉的对象。

向你的老公、朋友和亲属倾诉。这种做法听起来合情合理，但是许多新妈妈还是自己咬牙坚持。她们不想让人知道自己的苦楚，因为她们是女人，她们相信，她们应该全心全意地享受作为母亲的生活，而且应该能出色地扮演好母亲的角色。请不要苛求自己，没有人会因此责怪你，理解是对你最大的支持！

到外面看看，只需几个小时的时间，你就可以拯救自己。我至今还能回忆起我第一次去逛街，三个孩子全没在身边。去城里的前半段路上我蹦蹦跳跳，可以说像个孩子一样，兴奋至极，因为我对宝宝的照顾和因此而受的活动限制突然消失了。这样做的好处是，又恢复了往日的平静，又为能给宝宝哺乳而真正地感到高兴。

早早上床休息。睡眠不足是破坏情绪的最大隐患，电视节目不可能告诉你，躺下后一个小时不能入睡是什么滋味。

使自己放松一下。情绪不好时你可以洗个热水澡，喝上一小杯葡萄酒。一定要从容，不要着急，这点很重要。

安慰自己，这个阶段大概只有 6 个月的时间。**什么？6 个月啊！这会儿感觉真是度日如年啊！其实时间过得很快，比你想象得要快。**

为接下来的几周做个你喜欢的计划。这不是什么特别的计划，你只需要出去逛逛公园，约个饭局或者享受一次按摩。这些活动能给你的内心充上需要的电能。

作为很自信的、能掌控局面的女士，你可能会忽略我建议的大部分，走自己的路，"我没问题，我什么都可以做"。这里要提醒你，我认识的年轻妈妈们为此感到后悔，觉得当时自己很不理智，没有选择更加明智的处理方法，即不要把事情看得那么重，也要为自己做点什么。我认为，在刚做妈妈的前几个月里一定要善待自己，我不能把个人的意见强加给你，请遵从自己的内心。

做性感的妈妈，这样才能恢复体形

某天你发现镜子里的自己与从前不一样了，这里所说的"从前"是指你在肚子里装着 4 公斤的宝宝之前，给宝宝哺乳之前。这说明你的眼光是正确的。

在此有两个消息告诉你，一个好消息，一个坏消息。

坏消息是：你的体形不可能再回到之前的状态。静下心来，多读几遍这句话，接受这个现实。

好消息是：经过努力的锻炼后，你可以重新恢复体形。

但是，你不要操之过急，要理智地对待这个问题，如能做到上述两点，恢复体形并不是可望而不可即。

关于这个问题还有几点要说明：

每个女性对待体形的态度是不同的，有自信就好。有的喜欢自己丰满一点儿，有的喜欢自己瘦一点儿，这都不是问题。我们的原则是：不要因为你做了妈妈，就有理由使自己看上去像一条搁浅的鲸鱼。

恢复体形不能操之过急，不是一朝一夕就能完成的。许多年轻的妈妈在生完孩子后，看上去仍然像怀孕5个多月似的。这不是说你不想为自己的体形负责，而是因为刚生了孩子。作为女士，我有过一次最失礼的经历，在学校门口我问一位妈妈：你什么时候生？还有几周？她的回答是：她的宝宝4周之前已经降生了。天啊！

你也可能喜欢自己的新体形。许多女性在生完孩子后重新审视自己的体形，她们突然发现自己变得更美了，更有"女人味"了，这样的感觉太棒了！

请咨询你的医生或者助产士。如果你想重新开始运动的话，请一定要咨询你的医生或者助产士。

乳房是特区。从现在开始，你的乳房会下垂，不像之前那样坚挺，做俯卧撑有助于乳房恢复。

臀部也是特区。大部分新生儿妈妈的臀部都非常丰满，同样有办法使你的臀部恢复原来的形状。要克服怕吃苦的心态，积极锻炼。

现在不要考虑哪些是高热量的食品，你刚生完孩子，还不是制订瘦身计划的时候。在制订瘦身计划时应该考虑到三个人：

你自己。毕竟你刚刚经历了身体和心理的长途旅行，此外，为了完成母亲所要承担的任务，你还需要很多能量。

你的宝宝。如果你母乳喂养宝宝的话，母乳里的养分是从你饮食里获取的。

你老公。你老公与你共同生活，你要节食或者吃定制餐的话，他肯定会受到影响。

99%的年轻妈妈都想甩掉身上因为生宝宝而增加的赘肉，至少要让自己过一段时间后能重现昔日的风采。要做到这一点，你应该注意以下几方面的问题：

请有耐心。节食或者按照减肥食谱进餐都是不可取的，你如果一直有饥饿感的话，那么，你就没有足够的精力照顾宝宝。

不要为瘦身而绞尽脑汁。身上的赘肉不是很快就能甩掉的，但绝对能被甩掉，对此你要有信心。许多年轻妈妈说：积累这些赘肉需要9个月的时间，甩掉它也需要9个月的时间。这种说法并不确切，有点夸张，除非你在怀孕期间胖得像一头大象。只要你给自己制定一个饮食原则，不再暴饮暴食，早餐不再吃三条巧克力，再适当增加点运动，四五个月的时间你就能重新穿上从前的牛仔裤。你看，恢复体形指日可待！

一定要运动。身体的运动不仅能让你感觉精神，而且还可以获得优美的体形。我们大家都知道：纯粹的纤瘦并不代表美，只有经过锻炼的体形才是真正的美。请给自己制订一个锻炼计划，把要达到的目的贴在冰箱门上。周一锻炼臀部、周二锻炼腿部、周三锻炼腹部、周四锻炼双臂，周五我就变成名模的身材，这不是一个理想的计划吗？

分娩之后几个星期，一旦医生或者助产士给你开了绿灯，允许你进行适当锻炼，你可以先从仰卧起坐开始，你怀抱着宝宝也可以进行这项运动，可以提高运动难度。另外，这项运动不仅能锻炼你腹部的肌肉、强壮身体，还能增进与宝宝的感情，一举三得。

听从你的身体。有些女士非常容易地就甩掉了怀孕期间增加的赘肉，就像我丢眼镜一样简单；而有些女性则要为此奋斗好几年，甚至一生。差别为什么如此巨大？取决于你怀孕之前的精神状态和体重。另外，你瘦身的决心和意志、你的遗传基因以及是否爱吃面食的习惯，也是非常重要的因素。但是，请你不要过于纠结甩掉赘肉的问题。一旦发现自己通过各种努力还是达不到目的时，请顺其自然，你可以展示自己其他方面的优势。

求助于你老公。不要拐弯抹角，直接告诉他，你要减肥。如果他对你的计划不是特别欣赏的话，那么，你可以这样跟他说：我减肥也是为你好，我对自己的身材满意了，就会有好心情，就可以与你一起分享很多有趣的事情。这虽然带有贿赂的嫌疑，但是很奏效。

哺乳的妈妈如何瘦身

为了生产乳汁，你的身体需要充足的能量，因此，大幅度节食不是好办法。

哺乳妈妈的饮食与怀孕期间的饮食是同一个道理：宝宝通过母乳吸收的卡路里只占你平时饮食的很少一部分，你午餐时没有必要为此多吃两个肉夹馍。只要你饮食结构合理，你身体分泌的乳汁就能满足宝宝的需要，甚至超过他（她）的需要，这就是要准备防溢乳垫的原因。

在哺乳期间，你的身体肯定在你不知情时储存了一些脂肪。对于某些女性来说，储存的脂肪大约为最新体重的10%，我亦是如此。只要你哺乳，想减掉最后这点多余的体重几乎是不可能。但是，你可以通过锻炼使自己看上去更加精神，多余的这点体重就不会给你带来什么负担。这时你可能要反问我了："不是说哺乳能减肥吗？"我的答案是否定的，这只不过是个美丽的谎言。

我从前也听信这样的说法。在德国，年轻妈妈们阅读的一些著名杂志都在说，分娩之后一个星期，只要你坚持散步，就能马上减掉因为妊娠而增加的体重，变得身材苗条。为什么呢？因为你给宝宝哺乳。

多数情况下这简直是胡说八道。她们之所以能减肥成功，因为她们只吃生菜，专门雇了一个健身教练，然后去医院做了减肥术，或者她们天生就是个瘦子。

实际上哺乳不会很快就能减掉你妊娠期间增加的体重，你的身体很狡猾。你从心理上要做好准备，不要与之抗争。在这个阶段请将你最小码的衣服收起来，不然，你的自信心会受到影响。不要看怀孕之前的照片，而是看你怀孕9个月时的照片，这样你的心理就平衡了。我说得对吗？

不哺乳的妈妈如何瘦身

只要你不需要注意母乳的质量，你在饮食上的自由度就要大一些。尽管如此，让自己挨饿是非常愚蠢的。遗憾的是，很多人都在做这件傻事。即使控制卡路里的摄入量，你也要给身体补充足够的能量。宝宝需要的是一个有活力的妈妈，而不是苗条而疲劳的妈妈。

总的来说，分娩后的体育锻炼与怀孕期间的锻炼有相似之处。你要了解自己，知道自己的极限在那里。

锻炼时一定要感觉舒适，如有不适的感觉，应该尽早放弃。

分娩后6个星期到8个星期之间，母亲要接受分娩后的最后一次检查。如果一切正常，你就可以开始锻炼。之前你要是自我感觉良好，想尽早锻炼，一定要咨询医生，征求他的同意。

 小贴士

分娩后最好的运动项目

普拉提燃脂减肥法、游泳、轻度负重锻炼、骑自行车以及仰卧起坐，都是非常好的锻炼方法，是可以逐步恢复的产前健身项目。

还要再等一段时间才能开始慢跑，一定要有耐心！

如何才能找到锻炼时间

在有了宝宝之后，瘦身计划最大的障碍就是时间。天刚蒙蒙亮孩子就醒了，他（她）白天睡觉的时候你还要做其他家务，到了晚上你已经很疲惫。

不妨请你尝试一下：

可以做健美中心的会员，有的健美中心可以帮助照看宝宝。在德国，很多健美中心的服务对象都是带孩子的妈妈，健美中心里有托儿所。我在健美中心结识了很多好朋友。

与其他妈妈们一起轮流照顾宝宝。你周围如果有其他妈妈，你们可以协商好，轮流照顾宝宝，这样就可以让另一个妈妈去健美中心锻炼，去外面透透气。这种方法尤其适合单亲妈妈，或者是老公经常出差的妈妈。

你带宝宝一起去锻炼。我没有带我的孩子一起去跑过步，因为那时的童车不如现在的童车好用，没有液压系统。用那样的童车长时间推宝宝，他们会有被撞伤的危险。如果你有一辆好童车，你可以随时推着宝宝外出。

加入妈咪协会。在德国有这样的妈咪协会，有小宝宝的妈咪可以参加，协会定期举办一些体形恢复训练活动。

你有许多种选择，解决问题的方法很多。但是，为了恢复体形，无论使用哪种方法你都要做好打持久战的准备，请一定要有耐心，坚持就是胜利。穿塑身衣也有一定的效果，也可以起到瘦身作用。

我的衣服都不合身了，求助

我们已经说了很多，你的体形不可能一夜之间回到怀孕前，小宝宝把你原来的衣服尺码彻底打乱，加剧了你买衣服的难度。

哺乳给置办服装平添了许多麻烦

哺乳本身应该不会有什么问题，只是必须考虑穿什么衣服合适。

套头连衣裙应该暂时退出。给宝宝哺乳的妈妈，必须随时准备好能顺利地把乳头放进宝宝嘴里，穿着连衣裙不可能做到这一点。你总不能把裙子全部撩上去吧，那样做会吸引一些男士的目光，你肯定不乐意。

两件套衣服比较合适。无论是套头的还是前开身的上衣都可以穿，穿这样的上衣给宝宝授乳很方便，应该是你衣橱里的主力军。

最好不要穿黑色上衣。放弃黑色衣服对我来说是巨大的牺牲，我特别喜欢穿黑色衣服。我们都知道，穿黑色衣服显苗条；另外我们还知道，母乳和牛乳都是白色的，黑色衣服上一旦沾染上母乳，将会留下白色的斑点，应该引起你的注意。

套头衫。套头衫虽然很美，但是一定要够宽大，方便给宝宝哺乳。一定要小心啊，这样的衣服穿不好会像个口袋一样。或者你穿开襟的运动衫，方便哺乳。具体穿什么风格的衣服是你自己的选择。

注意胸部凹凸不平。如果哺乳的话，必须要戴防溢乳护垫。如果不使用护垫，在乳头的位置衣服经常会被乳汁渗透，在公开场合令你尴尬。另外，你也需要用护垫擦拭授乳时溢出的乳汁。但是，你戴上防溢乳护垫，如果外边穿很薄的衣服，护垫就会暴露无遗，就像戴一个不合适的胸罩一样凹凸不平。在选择上衣时一定要考虑到防溢乳护垫。

小贴士

外出时一定要带足防溢乳护垫

外出时一定多带几个防溢乳护垫。无论在你的手提包里、宝宝用品包里、汽车里，还是大衣口袋里，都放上几个备用，保证在你需要时随手能拿到。我有时候经常忘记带备用护垫，每次忘记都有尴尬的经历。

想着及时清理用过的护垫。我闺蜜的男友至今见到我还会脸红：当他某个早上从沙发上睡醒后，我的一个用过的防溢乳护垫贴在他的脸颊上。本来我是想扔掉的，可是给忘记了。

经常要在地上活动

这个问题我差点忘记了，因为经常在地上活动，我最喜欢的一条裤子给废了。你一旦有了宝宝，在地上活动的时间特别多，要下蹲、下跪、趴在地上，等等，这些动作少不了，而且还磨损裤子。

解决方法：在家里不要穿好裤子。这并不是误导你在家里要穿慢跑时穿的裤子，因为许多人很容易进入这个误区。在家里经常穿得太随意，很快就变得很丑，没有任何体形可言。而且会使人每况愈下，发展到最后的结果是：不讲究自己的内衣颜色，不讲究自己的头发是否干净。

 小贴士

变换一下自己的造型

每周打扮自己一次，穿上漂亮的衣服，让自己感到开心、快乐，感到自己仍然有吸引力。只要坚持下去，美好的未来就在等着你。

时间紧张时该如何打扮自己

年轻妈妈对美感的渴望超过了任何人。几个月的时间只能穿特殊服装，不仅肿胀的脚踝，还要听别人谈论自己的私处。然后，你的睡眠被一个小不点儿剥夺，这个小不点儿还时刻需要你，而你的体形已经面目全非，惨不忍睹。不难理解，你的自我意识的确需要刺激。

当你生下宝宝后，想把自己打扮得漂亮一些，不是一件简单的事情。现在属于你的时间支离破碎，没有完整的时间留给自己。你的浴室里不再用香烛装饰，而是用塑料玩具。原来你使用一款效果很好的化妆品，现在继续使用时才注意到，化了妆的你该怎么抱着宝宝到处走动呢？另外，由于生育，这款化妆品也不一定再适合你的皮肤，你可能需要其他产品。

请不要失望！有许多种简单的方法使你保持靓丽，只是你要适应自己的现状、自己新的生活方式，之后才能让自己容光焕发，感觉到自己的美丽。

新妈妈需要新的化妆品

新妈妈使用化妆品应该遵守的原则是：越简单越好。分娩后，你的大脑会发生莫名其妙的变化，使你的判断能力受到一定的影响。怀孕之前不适合你的化妆品，分娩后更不适合你。请不要随意尝试各种色彩的眼影。我的建议是：不要放弃之前的化妆风格。

 小贴士

不要放纵自己

不要放纵自己。分娩之后的一段时间里你可能会感觉非常差，请耐心点，给自己关爱，设法让自己感觉好一些。这将产生恢复自信心的动力，帮你较轻松地度过新妈妈阶段。相信我，你值得这么做！

口红。我个人认为，一旦有了宝宝，涂口红不是一个好主意。因为你会不停地亲吻宝宝，如果你涂抹口红的话，会在宝宝脸上留下红色的印记，看上去就像宝宝起了疹子一样。新妈妈可以使用润唇膏。

香水。我还建议你，在孩子出生后的前几个月里，尽量不要使用香水。因为宝宝会根据你身上的香味与你建立联系，靠香水的味道识别你。其结果是：你不是唯一的妈咪，只要与你用同款香水的女性都是妈妈，给宝宝造成困惑。

抱着宝宝时，他（她）会不停地抓挠你的脸、拉扯你的头发，如果这时你化妆的话，肯定达不到理想效果。在宝宝的帮助下，结果是涂在T恤上的粉底霜比涂在脸上的还要多，这是我的经验之谈。

如果想把自己装扮得漂亮一点儿，请你在宝宝睡着的时候化妆，这样你的时间比较从容，可以化出满意的妆容。

化妆时可以把孩子放在摇篮里比抱着他（她）好，同时你还不用担心宝宝能

121

接触到你的化妆品了。

头发

在分娩后的几个月里，你的头发会看上去很糟糕。疲劳使你的头发黯淡无光，而且分娩后头发会一缕一缕地往下掉。我当时每晚都出汗，头发像水洗的一样，因此到第二天早上头发会很油腻。不过现在头发还是比较容易打理的，把头发打理好会让人看上去更加精神，使你更像一个"神奇的妈咪"。

让理发师给你吹头发，能立马使你从灰姑娘变成白雪公主。虽然要花点钱，是个小小的奢侈，但是值得这么做！

作为非常忙碌的妈妈，你需要一个能快速打理好的发型。你最好把头发留起来，梳一个马尾辫，这很容易做到。留长头发的好处是：头发掉不到你眼睛里，也掉不到宝宝手里。

不要立即改变你的发型。不经过慎重的决定会让年轻的妈咪们后悔莫及。生完宝宝半年后，等你完全恢复理智再做决定。

小贴士
宝宝睡觉后，给自己留点时间

宝宝刚出生后的几周里几乎一直在睡觉，你可以利用这些宝贵的时间处理一些事情。当宝宝长大一些后，白天大部分时间需要你的照顾，你根本没有自己能支配的时间。

去购物。等宝宝大一些的时候，不是你想去哪里购物就能去哪里购物，还要看宝宝喜欢哪家商店。比如，他（她）可能更喜欢洗发水商店，因为那里有很多瓶子，他们可以扔瓶子玩。所以，你要利用这段时间采购。

去做头发。新生儿一觉能睡时间很长，你完全可以做发型，不用担心他（她）醒来。当你离开美发厅时，你看上去会像广告中的某个模特儿，秀发飘逸，即使你的内心感受不是那么美好，但是，头发会骗过别人的眼睛。

去喝一杯咖啡。对于许多咖啡店来说，与其说是咖啡店，不如说是托儿所，因为许多妈妈经常带宝宝出来透透气，喝杯咖啡，感受一下外面世界的气息。这样做可以增加你的信心，使你感觉到生活依然继续，你也有机会享受生活的美好。

在家里做些有创造性的事情。如果你有艺术天分的话，就可以利用这个机会展示自己的才能，宝宝醒着你根本不可能进行艺术创作。

开动脑筋。请阅读你喜欢的东西、学学外语、猜猜字谜、写首诗、看看自家的税单，因为你的大脑渴望改变，考虑一些宝宝之外的东西。

给宝宝办理身份证。在宝宝睡眠多的阶段，最好把宝宝的身份证办理好。

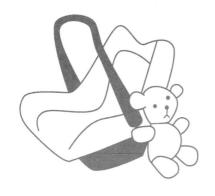

宝宝刚出生后的日子

照顾孩子犹如组装一套没有说明书的家具一样，要靠自己摸索，宝宝不是带着使用手册来到这个世界上的。在照顾他们的时候，你从他们那里既得不到支持，也得不到任何有帮助的建议。另外，在照顾孩子的时候，留给你犯错误的时间和空间很少，不像有的事情，做坏了可以从头再来，照顾孩子却不能从头再来。

如果你自认为会照料和抚育宝宝的话，只有两种可能性：第一，你是一个少见的天才；第二，对自己的判断只是一个错觉。如何照顾一个柔弱的、每天都有许多需求的新生儿呢？下面将给你作进一步的介绍，让你有最基本的了解。如果你认为这些都是老生常谈，或者是夸夸其谈的话，那么，我只能说："请有点耐心，继续读下去。"

照顾宝宝的基础知识

给宝宝换尿布

观察人体的排泄物并不是生活中的美差，更进一步地说：每天必须给宝宝擦屁股不是妈妈的美差。你每天必须反复给宝宝擦洗屁股，换尿布（比你想象的次数要多），不过换尿布不是最令人倒胃口的事情。

在前几个星期里，宝宝的"臭臭"（大便）会发生奇怪的变化：刚开始是黑色，被称为"胎便"；然后是黄色，里面有白色的斑块，因母乳成分的改变而造成的。这一切都显得那么突然，但的确是正常的。只有在给宝宝喂辅食之后，他们才能便出"真正的臭臭"。吃母乳的孩子的大便味道不是特别难闻，一旦给他（她）喂了奶粉之后，在换尿布时你要做好闻到恶心味道的准备。

 小贴士

注意给宝宝补充足够的液体

吃奶粉的宝宝比母乳喂养的宝宝的大便更容易发干，因此他们更容易便秘。如果你观察宝宝的大便太干燥，除了喂奶粉之外，还要给他（她）补充温开水，使大便变软。

再回到换尿布这个话题上来。经过几次练习后，给宝宝换尿布就像你画眼线一样得心应手，甚至在换尿布时都可以打电话，把电话听筒或者手机放在耳朵和肩膀之间。

不过在你达到这个程度之前，换尿布足以使你的精密运动神经接近极限。在换尿布前，要将干净的尿布、尿布桶、护肤湿巾、护臀膏等准备好，以备更换尿布时使用。另外，换尿布时你还要随时注意宝宝的小胳膊和小腿儿，有时宝宝还会突然嗷嗷大哭。

一切都乱套了

在你撤下尿布的那一刻，宝宝恰好小便，如果你有个男宝宝的话，你前面就有个淋浴喷头，男宝宝小便时虽然滋得很远，但一般不会滋到你身上。

宝宝蜷起小腿儿，脚后跟正好浸在"臭臭"里，然后小腿儿又乱蹬，把"臭臭"抹在尿布垫上。所以，在换尿布时一定要双手握住宝宝的双腿，将其高抬，使宝宝的臀部稍稍离开尿布，迅速撤换下脏尿布，不然会很麻烦。

换尿布时你不小心把脸盆打翻了，宝宝的东西都给弄湿了，你不仅要换尿布，还要给宝宝换衣服。所以，换尿布时一定要选择一个宽敞的地方，把宝宝干净的衣物放远一些，以免发生意外情况。

你稍微一走神，尿布垫上就会全都是宝宝的"臭臭"，你的目光决不能离开危险区域，一眨眼的工夫也不行！

你把换下来的脏尿布放在了离宝宝的脚丫很近的位置，在你伸手拿毛巾的时候，宝宝开始手舞足蹈，把自己裹在换下的脏尿布里。这不是危言耸听，请一定要把脏尿布放在宝宝够不着的地方。

以上的介绍不追求完整。我本人有 7 年换尿布的经验，大概换了一万次尿布，还经常有意外情况发生。

很多育儿书推荐购买换尿布专用台。我在给宝宝换尿布时，就把尿布垫放在地上。几个月之后宝宝就会翻身，会爬，在台子上换尿布有一定的危险性，在地上换就不会出现任何问题。

 小贴士

换尿布之前请准备好以下物品

尿布垫。

医用棉球。我使用的是较小的那种。

一盆温水。

湿巾。尽量多使用棉球，少使用湿巾，用棉球还可以擦拭宝宝的脸，越少使用化学用品越好，宝宝的屁股很嫩。

纸巾。方便、实用，你需要购买大量纸巾。

一块干净的尿布。打开，准备好。

一个垃圾桶或者塑料袋。用来放撤下的脏尿布。

一件玩具。吸引宝宝的注意力，让宝宝的手有事情可做。

即使做好了各种准备工作，也不能够保证每次都能顺当地把尿布换好，会出现很多意外情况。以上提示会给你一定的帮助。

给宝宝洗澡

一般来讲，前几次给宝宝洗澡都不会很顺利，会出现多种状况。究其原因，大部分母亲都给宝宝用婴幼儿澡盆洗澡。

我马上就告诉你，为什么不能用澡盆给宝宝洗澡。你可以设想一下：你在一个舒适、安全、黑暗的环境里生活了几个月的时间，某天你突然来到一个寒冷、光线刺眼、纷乱嘈杂的世界，接着要把你的衣服全部脱光，把你放在温水里，两只笨拙的手护着你，生怕不小心会淹死你。这对母亲和宝宝都是一次不舒服的洗澡经历。你同意我的意见吗?

最好的解决办法: 妈妈和宝宝一起洗澡。

我也给自己的宝宝买了澡盆，只用了两次就被永远地封存起来，这是我生命中所做的最准确的决定。洗澡时间是我和宝宝在一起度过的美好时光，没有了哭喊、担心、惊恐和局促，只有安静、和谐和惬意。你抱着宝宝进入澡盆，不仅给了他 (她) 安全感,而且能增进你们彼此间的情感。我强烈推荐你和宝宝一起沐浴。

你可能已经听说过"胳膊肘测试法"，把胳膊肘放在洗澡水里，感觉水温合适即可。用这种方法试过几次后，你也可以直接用手试水温。宝宝洗澡水的温度应该比他 (她) 的体温稍微高一点儿，你的感觉是温温的。在前几个月里，洗澡水里最好不要放任何的沐浴液，这些东西都是多余的。

洗头。如果你的宝宝有头发 (很多宝宝在 1 岁之内没有头发)，你也不用给宝宝真正地"洗头",所以洗发香波是多余的,只用清水冲洗就行了。

防滑浴室垫。如果你和宝宝一起沐浴的话,刚开始的时候不需要防滑浴室垫。但是,等宝宝长到 5 个月大的时候,防滑垫还是必要的。

洗澡时的玩具。刚开始的时候你只需要一个塑料盆,宝宝特别喜欢听倒水的声音,也喜欢你往他(她)的身上浇水。我的宝宝在洗澡时玩的是一个空沐浴液瓶和一个小漏斗,既便宜又实用,宝宝玩得非常开心,推荐给你。

洗完澡后。对于宝宝来说是黄金时间,洗完澡后宝宝非常放松,给人懒洋洋的、小鸟依人的感觉,这时的宝宝也能集中精力。请利用好这段时间,给宝宝聊天、读书、唱歌,把所有能吸引宝宝的玩具和其他东西统统拿走。假如你的宝宝在洗澡后大哭的话,你要想好如何安抚他(她)。一般情况下宝宝洗澡后都十分高兴,你会与他(她)一起度过温馨的时刻。

毛巾。对毛巾的要求是柔软、温暖。天冷的时候,请把宝宝的毛巾放在浴室的暖气片上,最好把洗澡后穿的衣服和尿布也放在上面。宝宝洗澡后体温下降非常快,用暖乎乎的毛巾、衣服和尿布会让宝宝感到舒适、惬意。洗澡时把需要的物品放在伸手可及的地方。

皮肤护理。只要宝宝的皮肤不出现什么问题,就不需要对其进行特殊的护理,对于婴儿来说,使用护肤品为时尚早,而且越晚使用护肤品越好。如果宝宝身上有皮屑或者湿疹,可以使用些婴儿护肤霜。至于使用什么品牌的护肤产品,请咨询助产士或者医生。

睡眠时间

婴儿们有许多神奇的地方,他们是美丽的天使,能给人带来欢乐,对人有极大的吸引力。但有时候也会让人感到非常疲惫,让人无所适从,因为他们精神好得出奇。有时在经过了一天的劳累之后,我就会冒出一个愧对自己良心的想法:

希望宝宝即刻入睡。其实有这样的想法非常正常，每个人都需要休息，需要恢复体能。

哄宝宝睡觉不是一件容易的事情，你很累，宝宝也很累。这时你可能会变成一个恶毒、易怒的女巫，在这种情况下你不可能一直有耐心，保持冷静，把一个特别精神的宝宝哄睡。

我经历过许多个可怕的夜晚，需要很长时间才能把宝宝哄睡着，我用尽浑身解数，只求宝宝快快入睡，然后我才能得到安宁。为了哄宝宝入睡，我给宝宝轻轻唱歌；关上大灯，只开小灯；让宝宝含着安抚奶嘴；让宝宝抱着泰迪熊；给宝宝盖着被子；抱着宝宝走来走去，等等，我使用了能想到的所有方法和手段，只为了哄宝宝尽快入睡。

尽管如此，我很多晚上还是在泪水、愤怒中度过的，感觉自己真的无能为力。如果你遇到这样的夜晚，请一定不要跟自己过不去，也不要跟宝宝过不去，更不要怨天尤人。最好的解决办法是等待，明天的太阳会照样升起。不过有时宝宝确实太累了，不用哄，他们自己就能睡着。希望下面介绍的几种方法能对你有所帮助。

习惯成自然

"丽兹·弗雷泽的婴儿睡眠经"。婴儿就是小动物，像小狗一样（当然有的狗狗个头比较大，但是无所谓）。训练狗狗时你教它，钟声响就是吃饭的时间。狗狗能学会的婴儿也能学会。什么信号代表睡觉时间，通过反复练习宝宝就能学会。没有其他办法，训练方法虽然单调，但是很奏效。

建议你从把宝宝带回家的第一天起开始就练习睡觉的信号，其实就是一个睡觉的仪式，并严格执行。训练虽然枯燥无味，但坚持就是胜利。

从理论上讲，经过训练后宝宝能顺利入睡，起码在 70% 的夜晚，睡觉仪式都能发挥应有的作用，剩下 30% 的夜晚就是折磨人的、地狱般的经历。宝宝不能乖乖睡觉有各种原因：肚子疼、感冒、做了噩梦、耳朵疼、胀气、尿布湿了，或者白天睡得时间太长了，或者下午太过兴奋了，等等。有的时候可能没有任何原因，宝宝就是不想睡觉。

如果宝宝就是不想睡觉的话，你也不要绝望。请你保持镇静，在你又给宝宝讲几段故事，又跟他（她）亲热了一会儿后（大概 10 分钟的时间），你再次尝试哄宝宝睡觉。明晚睡觉时还重复今晚的过程,反复多次就会起作用。的确不容易,对吗?

 小贴士

哄宝宝睡觉时请注意以下几点

安静。和朋友外出看了电影回来后,我很难入睡,在一个光线明亮、有噪音的房间里我也睡不着。既然成年人有这样的忌讳,婴儿也应该有吧。在睡觉之前,要让宝宝的情绪先"降下来",也就是在该上床睡觉之前的一小时,不要再让宝宝玩兴奋的游戏。你可以给宝宝唱歌、讲故事等等。另外,还可以用压低的、平稳的声音跟宝宝聊天,给宝宝更多的肌肤接触和更多的亲昵。总之,要做一些能使宝宝安静的事情。通过这样的方式可以减缓宝宝的大脑思维活动,使宝宝渐渐有睡意。

黑暗。如果你想训练宝宝养成习惯,黑暗就意味着"夜晚"和"睡觉时间"的话,你就按照自己的想法去做。夏天,我们家早早就拉上窗帘,让屋子里暗下来,同时也安静下来,让其他人觉得很好笑。当然要关上主照明灯,只打开暗光灯。请按照我的方法去做,绝对有效。

洗澡。睡觉前洗澡对我们来说是非常惬意的事情。也可以把洗澡当成宝宝睡觉前要完成的仪式,在这个仪式结束之后,宝宝会有疲劳感,身上暖暖的,很放松。洗完澡后给宝宝讲故事,喂宝宝吃点东西,然后哄他(她)上床睡觉。不仅我的孩子很习惯这种固定模式,很多朋友的孩子也习惯这种模式。

晚安故事。请每晚都要读点什么给宝宝听,哪怕是最简单的小人书,记住:每晚!洗完澡后是宝宝最放松的时间,也是你给宝宝读书的好机会。这时宝宝特别愿意一边看图片,一边倾听你的声音。

如果我不能每晚都坚持该怎么办

你不应该提这个问题。你不是那种不合格、不靠谱的母亲吧,只有这样的母亲才会随便省去宝宝的睡觉仪式。

在现实中，很多母亲为了坚持宝宝的睡觉仪式，放弃了一切能让自己开心的事情，其实这样做也失去了生活本该有的意义。我认识很多母亲，她们受宝宝需求的制约，从来不考虑自己。然后抱怨她们什么也做不了，根本没有外出的时间和机会。

当然，每天固定的程序十分重要，但是生活同样重要。如果你晚上有事要外出，尽管放心去。在接下来的几个晚上你可能要为外出付出代价，即便如此也是值得的，因为你至少让自己高兴了一回。

晚上几点让宝宝上床睡觉

很多母亲问我同样的问题，每次我都觉得很难回答。在很多"父母必读"里，对母亲的日程建议精确到分钟。这样的书我根本不会读，我会把它们扔到窗外去，或者把它们踩在脚底下，因为这样的书会给我带来巨大的伤害。一个婴儿不是机器，不会做你给他（她）规定的动作，绝对不会做！给婴儿喂饭没有一个"正确"的时间，同样让宝宝睡觉也没有一个"正确"的时间。什么时间上床睡觉由你和你老公决定，当然有时也要根据宝宝的情况决定，绝对不是由哪本书决定。根据你的日程安排确定宝宝睡觉的时间，有时稍微变动一下也未尝不可。

我一般会让孩子晚上 7:30 上床睡觉，不能晚于这个时间。因为宝宝需要充足的睡眠，妈妈需要自由的夜晚。

是否要给宝宝盖被子

许多母亲关心宝宝需要的睡眠温度，她们担心宝宝冻着或者热着。最好的解决办法是：使用夏天、冬天睡袋。在睡袋里，宝宝有足够的活动空间，两只脚会很温暖，既不会过热，也不会过冷。

哪种睡姿适合宝宝

目前的官方建议是：仰卧位最适合宝宝。对于宝宝来说仰卧位比俯卧位、侧卧位都好。研究表明，自从宣传仰卧位睡姿以来，宝宝的猝死率明显下降。当你的孩子大一些的时候，他（她）自己可以选择舒服的睡姿。

我的宝宝不想睡觉该怎么办

新生儿没有睡眠规律，对他们来说白天和黑夜没有什么区别。但是，6 个星期之后，他们慢慢养成自己的睡眠规律，有了静和动的区分。到这个阶段，你的宝宝晚上应该比白天睡眠多。如果宝宝夜里每 3 个小时就醒一次的话，你就要训练他（她）执行新的游戏规则。比如："现在是夜里，再睡 3 个小时，不然妈妈要连轴转。"

当然，这些说起来容易做起来难。下面推荐几种方法，对你能起到帮助作用。

告诉宝宝，什么是白天，什么是夜晚。刚才已经说过，白天明亮、有声音、可以玩耍以及可以做其他事情；夜晚只有安静、休息、平和。

白天让宝宝少睡觉。几个月之后，宝宝白天醒着的时间一次能长达两个小时。

减少白天睡眠的次数，延长一次性睡眠的时间。不是说你，而是说你的宝宝。在出生后的前两个月里，宝宝应该养成白天睡两个觉的习惯，而且每次睡眠的时间相对较长，每次一个小时到一个半小时，视宝宝的疲劳程度而定。这样的习惯比每天睡 6 次，每次只睡 20 分钟好得多。

请你尝试让宝宝多吃点，适当延长两餐的间隔时间。如果每两个小时给宝宝授一次乳的话，那么，宝宝根本不能真正吃饱。最好等到你的乳房涨得厉害、宝宝十分饥饿时再授乳，这样你就可以赏给宝宝一顿真正的饱餐，让宝宝坚持更长时间而不觉得饥饿。不停地给宝宝授乳是个非常坏的习惯，一旦养成就很难纠正。

我的宝宝就是睡不醒怎么办

在出生后的前几个月里，宝宝白天睡而夜里每 3 个小时醒一次是比较常见的现象。尽管不是个例，但你尽量不要让自己的宝宝养成这样的习惯。如果你做不到让宝宝区分昼夜的话，你很快就会陷入睡眠不足的窘境。

为了中断这种恶性循环，白天尽量多让宝宝清醒，做到这一点显然不是那么容易。你要是带宝宝出去散步，他（她）可能一会儿就能睡着，坐在汽车里也是这样，甚至吃饭和听音乐时也能睡着，遇到这种情况你只有发疯了。

对于我的孩子来说，只有一件事可以不让他们入睡：变换活动内容。如果一项活动超过 10 分钟，宝宝的眼睛立马会闭上。只有新的活动地点、新的活动方式、新的刺激才能让我的宝宝一直保持清醒。如果这些都无济于事的话，我就给他们换尿布，这样至少还能再让他们坚持 10 分钟。我带最小的女儿去公园散步，她被美丽的鲜花吸引，但是强烈的光线又很快让她疲劳，真不知道该如何是好！

安抚奶嘴

一提到安抚奶嘴你大概会感觉不爽。我开始时也觉得安抚奶嘴不美观，并且排斥它。但在现实中，安抚奶嘴的确能起到安抚作用。有时宝宝没有任何原因地哭个不停，你想尽一切办法安抚他（她），无济于事，一旦把安抚奶嘴放到宝宝嘴里，两秒钟之内宝宝就能入睡，真令人称奇。不是每次使用安抚奶嘴就能平息宝宝的哭声，但使用它的确能收到很好的效果。

另外，让宝宝一直含着一个安抚奶嘴，看上去真是不爽。安抚奶嘴只是短时安慰宝宝的一种小器具，并不是让你一直用它堵上宝宝的嘴巴，不让宝宝讲话。

为了不使宝宝对安抚奶嘴产生依赖，我只在下列情况下才给我的宝宝用安抚奶嘴：

为了让他（她）入睡；

在宝宝发脾气后，一切其他安抚的手段都不灵验时。

宝宝只要安静下来你就把安抚奶嘴拿走，即使你以后不给宝宝使用安抚奶嘴，也不会因此带来多大的麻烦。此外，有些宝宝喜欢安抚奶嘴，有的却不喜欢，这时母亲应该放弃使用安抚奶嘴的计划，不要强求宝宝。我的两个大孩子很喜欢用安抚奶嘴，小女儿却不喜欢。

给婴儿按摩

给婴儿按摩能收到意想不到的效果，不仅对宝宝身体好，而且能增进你们之间的情感。按摩其实就是抚摸宝宝，这是一个观察和研究宝宝身体的绝佳机会。通过这样的抚摸不仅能增加你与宝宝交往的自信，也能赢得宝宝对你的信任。

 小贴士

可以这样做

洗澡后开始按摩。洗澡后宝宝感到惬意、放松，在一个温暖、灯光柔和的房间里给宝宝按摩，而不是在厨房的桌子上，边听收音机边给宝宝按摩。

吃完饭最少半小时后才能开始按摩。不然宝宝吃下的东西会吐出来。

按摩时你的手要温暖。如果你接受按摩的话，女按摩师把冰凉的手放在你身上，你会有什么感觉？

按摩时跟宝宝保持目光接触。对宝宝微笑，跟他（她）聊天，或者唱歌给他（她）听。在按摩时，有的宝宝不喜欢光屁溜，你给他（她）穿上衣服，只暴露你要按摩的身体部位。

按摩时不要用力过猛。记住：只是抚摸！

要按摩脸部、头部和颈部（要格外当心）。

按摩腹部时只用顺时针方向。

绝对不能直接按摩脊椎。把你的手指放在脊椎两侧按摩。

如果你感到宝宝不喜欢按摩的话，请你立即停止。

对付宝宝大哭时的应急方案

有时宝宝会大哭不止，即使你是世界上最称职的妈咪，也避免不了宝宝的哭闹。此外，宝宝也要练习他（她）的纤弱的、但发育完美的声带。如果你的宝宝从来不大声哭闹的话，你千万不要奖励自己一个温馨的周末，而是要带宝宝去看医生。婴儿哭闹是人体生物学的特定信号之一，婴儿一旦哭闹起来，能使那些没有孩子的人精神崩溃，恨不得堵住孩子的嘴，不让孩子哭。对于有孩子的人来说，哭声是一个信号。自从我有了孩子后，他们每次的哭声都使我紧张得汗流浃背，当我不能安抚宝宝的时候，我就走到屋外，宝宝在屋里哭，我在屋外哭。

宝宝为什么大哭不止呢？每天他们都能得到无微不至的关怀，他们的每个愿望都能得到满足，哪来的这种可怕的哭声？为什么哭闹？他们究竟哪里出了问题？

其实事情不是这样的。对于一个无助的新生儿来说，哭是最有利的武器。请不要误解我的说法。与其他动物相比，人类的后代显得更加可怜，因为他们有几年的时间不能够独立，要依附于别人。出生后 5 个月，我们的宝宝根本不会坐，即使到了三十四十岁，他们还需要父母的建议和帮助。

婴儿不会说话，他们无法告诉人们自己的需求，在这种无能又无助的情况下，一个有效的警示方式应运而生——哭闹。当你第一次听到宝宝的哭声时，你会感到像电击一样兴奋。

宝宝哭闹的一般原因

宝宝为什么哭闹？一是他（她）肯定有什么需求；二是他（她）的问题你没有很好地解决。只要你对他（她）的帮助没有到位，狡猾的宝宝就会继续哭闹，而一旁的你在那里绞尽脑汁寻找使宝宝痛苦的原因。这里要告诉你的一个好消息是，宝宝的哭声很容易被平息，因为：

宝宝饿了；

尿布湿了或者是他（她）拉屎了；

他（她）累了。

一般情况下，宝宝的哭闹不外乎以上三种原因。建议你找一个保姆或者小时工，你自己很难应付这一切。

宝宝哭闹的其他原因

排除了上述三种原因后（比如：宝宝睡了两个小时醒来，吃饱了，也刚刚换了尿布），可能还有以下几种原因。

宝宝吃完奶后要打嗝。每次吃完奶后，把宝宝抱起来，让他（她）趴在你的肩膀上，你慢慢走动，同时轻轻拍打宝宝的后背，这样容易把嗝拍出来。胃胀气会让宝宝感到很难受。

宝宝冷了或者热了。

宝宝口渴了。

其他一些不舒服的事情（仔细检查宝宝穿的衣服和周围的情况，看摇篮里是否有硬物硌着宝宝了）。

宝宝有恐惧感。婴儿很早就有恐惧感。

宝宝生病了，或者身体有疼痛的地方。

另外一个经常出现但往往被忽视的哭闹原因是——寂寞。当我第一次发现寂寞也是宝宝哭闹的原因之一时，我感到自己非常木讷，后悔没有及时注意到这一点。你可以设想一下，如果我们成年人一直一个姿势睡觉、反复看同样的东西或者做同样的事情、一直待在同一个房间里，你会觉得有趣吗？答案绝对是否定的。其实婴儿也是如此。婴儿只是成年人的缩小版，他们也会像我们成年人那样寂寞。有时，当宝宝情绪非常糟糕时，你换换房间里的地毯，或者做点与平时不一样的事情都能逗宝宝开心，让宝宝快乐。宝宝快乐，你当然也快乐！听从宝宝的指挥，让宝宝不断有新鲜感。

 小贴士

安慰心情不好的宝宝时我最喜欢使用的方法

播放音乐，你跳舞给宝宝看！但同时注意音乐的声音不能太大，以免干扰邻居，不让大家都过来看你表演。

宝宝哭闹，哪儿疼吗

宝宝的哭声有很多种，每种哭声传达的意义不一样。除了特别平常的哭闹外，宝宝还会痛苦、呻吟、尖叫、号啕大哭、抽泣。令人称奇的是，一段时间过后，你就能通过宝宝的哭声判断出缘由，知道宝宝是口渴了、饿了，或者宝宝的小手指被挤着了，等等。几个月之后，一听到宝宝的哭声，你就能马上知道用什么方法立即去平息。

宝宝一直哭闹怎么办

有的宝宝的确爱哭，经常哭，用尽所有的安抚办法都无济于事。这种情况很糟糕，长此以往不仅使人担心，而且让人对宝宝产生厌烦的情绪，不想再见到他（她），也不想再听到他（她）的哭声。当你受不了宝宝的哭闹时，请你不要过于紧张。如果你担忧他（她）的健康状况，请带他（她）去看医生；如果你不能理解宝宝哭声的含义时，也要带他（她）去看医生。宝宝一直哭闹不停肯定是有问题。

一旦排除了健康原因，结论是：哭闹是由于 3 个月肠绞疼引起的。这时你的确要很好地考虑，如何迈过这道坎儿，因为这样的疼痛会持续一段时间。你一定要找人帮忙，你与宝宝有短暂的分离时间，你可以很好地休息一下。连续啼哭特别消耗宝宝体力，你要自己勉强坚持的话，对你和宝宝都非常不利。

第一次惩罚：肠绞疼

肠绞疼是世界上最难以忍受的疼痛，你的宝宝会因此疼痛号哭几个小时，你和宝宝都会感到十分悲惨。宝宝出生大约 3 周后即可出现这种症状，病症能持续 3 个月左右。在这几个月里，宝宝一直在哭闹，晚上哭闹的程度更加可怕。你能体会到宝宝的痛苦，宝宝的哭声对你来说是个折磨。

 小贴士

应对肠绞疼的方法

可以这么说：应对肠绞疼没有任何灵丹妙药，尽管如此，我们也应该尝试一些方法，尽量减轻疼痛的程度。

给宝宝喂水，一勺一勺地喂。这个方法在我的宝宝身上管用。当时我们两个大人费了半天劲才把水喂到宝宝嘴里，喝下水后宝宝开始咳嗽，然后呕吐，接着打了个大嗝，待 5 分钟后，一切恢复平静。

用大腿托住婴儿的腹部，然后按摩婴儿的背部。在按摩时可以让宝宝吸吮安抚奶嘴，也可以让宝宝吸吮手指。

采用飞机抱的姿势，宝宝的脸朝下趴在你的前臂上，你的手放在宝宝的两腿之间，宝宝的面颊刚好放在你的肘弯里来回摆动。这个姿势也许的确能对付肠绞疼，也许宝宝看到晃动的地面会紧张得哭不出来，总之，这个办法很管用。

对于我的宝宝来说，如果我吃酸的食物，就会加重他们肠绞疼的症状。另外我还听说，牛奶会引发肠绞疼。这个说法有一定的道理，有些成年人喝牛奶后也会有不适的反应。

宝宝哭不能怪罪于你

如果你的宝宝不开心、不快乐的话，责任不在你，请你不用自责。你尝试了上面介绍的方法，或者还尝试了其他方法，你已经尽了最大努力，你应该对自己的所作所为感到满意。请不要垂头丧气，太阳总会有升起的一天，总会有那么一天，你的宝宝突然决定不再哭闹。没有人知道宝宝为什么会这样做，现实确实如此。从这天开始，你的生活将恢复平静。

宝宝的衣物

每个妈妈都想给自己的宝宝穿漂亮的衣服，这完全可以理解。另外，宝宝的衣物也的确很吸引人。但在给宝宝购买衣物时你要考虑：

宝宝在发育成长。宝宝发育成长是十分自然的事情，没有什么可大惊小怪的。但他们成长的速度的确令我吃惊。有些漂亮的衣服可能只穿一两次，有的甚至一次都没有穿。所以，给宝宝买大一点儿的衣服，而且一定要控制住你的购买欲。尽管宝宝的衣服很漂亮，如果不穿的话，就是白白扔掉的钞票。

宝宝到处爬。男孩儿还好些，女孩子的裤袜很容易在膝盖处磨损，穿裙子也不合适。对于爬行阶段的女孩子来说，裤子是最佳选择。

宝宝吐奶。给他（她）穿好衣服3分钟后就吐奶，很多宝宝都是如此。如果你和我一样经常忘记给宝宝戴围嘴儿的话，那么，就请你给宝宝穿易洗的上衣。市面上有很多宝宝的衣服，不要着急，请精心挑选。

宝宝必须带尿布。宝宝所有的衣物在两腿之间都应该带有子母扣。我的父母从秘鲁给我的宝宝带回来一条非常漂亮的手工缝制的连衣裤，但每次给宝宝换尿布时都要把它完全脱掉，真麻烦啊！请不要购买两腿之间不带子母扣的裤子！

上衣用拉链还是用扣子。做妈妈的都有体会，给宝宝穿衣服是一件很困难的事情。你给他（她）穿衣服时，他（她）会极力反抗，从几周大时就开始反抗。如果衣服上的扣子和扣眼都很小，尽管看上去很美，但的确不好用，在宝宝极力挣扎的情况下，你根本就扣不上扣子。第一眼看上去拉链是不错的选择，但是容易被宝宝拉开。用带子系也很麻烦。宝宝的外套上用拉链比较好，其他衣服上都应该用子母扣。子母扣的发明者是个天才，应该给他立碑树传。

你需要以下物品

关于如何给宝宝穿戴的话题我已经谈得很多了。不要把你看到的所有衣服都买来，即使不这样你的宝宝也有足够的衣服穿，而且你还不用为还信用卡发愁。

婴儿连脚裤

有点像工装裤，可以说是连脚的工装裤，我的宝宝一直穿这样的连脚裤睡觉，白天可以给他们穿别的衣服。对于婴儿来说，穿连脚裤是非常正常的。你要经常检查连脚裤的长度是否还适合宝宝，看看脚趾头是否还能舒展开。如果你感到裤长有点儿局促的话，在购买新的之前可以把脚底剪开。

紧身衣

你需要给宝宝买多套紧身衣，长袖短袖都要买，它们是宝宝衣柜里的主要服装。

大檐帽和瓜皮帽

夏天你的宝宝需要一顶大檐帽。有的大檐帽还带有颈部和侧面保护，虽然不怎么美观，但是能阻挡紫外线的照射。是否给宝宝戴帽子一直是个争论的焦点，因为几乎所有婴儿和小宝宝都有摘帽子的习惯。我的做法是：夏天给宝宝戴有帽檐的系带的帽子，冬天戴套头帽，这样他们就不容易摘掉帽子。

婴儿睡袋

给宝宝盖上被子30秒后他（她）就会把被子蹬到头上去，因此宝宝盖被子睡觉很成问题。睡袋的设计非常巧妙，宝宝怎么也爬不出来，能一直保持恒定的体温。另外，睡袋没有袖子，宝宝的小手儿和小胳膊都能自如地活动，宝宝还能吸吮手指，毕竟吸吮手指也是婴儿生活的一部分。

鞋子

即便你的宝宝到将近1岁时才需要鞋子，我在这里也想谈谈自己的看法。

宝宝和小孩儿很浪费鞋子。因为他们爬，经常会摔倒、滑倒，再加上他们不知道爱惜，所以，一双很漂亮的鞋子几周后就脏了、变形了、撕裂了或者有破洞了。遗憾的是，宝宝的鞋子价格不菲，但是又不能节省这笔开支，一定要买质量高、鞋型好的鞋子。给刚开始会爬的宝宝买软底鞋子就行了。当宝宝会站立时，你要买底子坚固的鞋子，给宝宝的双脚一个支撑。

不要购买有鞋带的鞋子。带拉链的鞋子更简单、好穿。鞋底太厚或者鞋子太沉都不适合宝宝和幼儿，因为这样的鞋子影响他们行走。冬天要给宝宝买一双暖和的、稍大一点儿的鞋子，要考虑到宝宝还要穿厚袜子。宝宝的脚特别怕冷，如果鞋子的保暖效果不好，就要缩短宝宝在户外的活动时间。夏天最好给宝宝穿凉鞋，如果宝宝已经会爬了，凉鞋的前头应该是堵上的，以免宝宝的脚趾头触地，会让宝宝很痛。

小贴士

鞋子合脚吗

应该经常、反复检查，看看鞋子是否合宝宝的脚。我有时会惊讶地发现，稍不注意鞋子就小了，宝宝的脚长得实在太快了。

我怎么照顾宝宝，该从何处入手

对于那些没照顾过宝宝的人来说，她们肯定觉得提这个问题的人很傻。但是，如果你和一个刚出生的、任何事情也不做的婴儿连续在一起待 14 个小时的话，你就会认为这是个非常自然的问题。请你不要担心，也不要因为不知道该如何照顾宝宝就认为自己愚钝。有谁天生就知道该如何跟婴儿打交道？有谁告诉过你如何照顾婴儿，如何陪伴新生儿度过每一天？对这一切你绝对是一无所知，我本人亦是如此。

不是每个新妈妈都能顺利地度过刚生下宝宝后的一段日子，凭直觉不能做对所有事情。你如果觉得这段日子很艰辛的话，与你做母亲的能力没有丝毫关系。

与孩子在一起时一天显得格外漫长，因为这一天可能很早就开始了，而且很晚才结束，你同意我的说法吗？那么，你要周密安排，填满每天的 13 到 14 个小时的时间。具体要干些什么呢？

下面将介绍几个经过验证的方法，这些方法得到了我女朋友们的赞同，她们都是做了母亲的人。另外，这里也有我个人的一些经验。我要是早能总结出来这些经验该多好啊！

吃奶、睡觉、拉尿

虽然这些不是通常意义上的活动，但宝宝刚出生后的生活基本就是这些内容。

宝宝刚出生后的日子

小婴儿大概每4个小时要吃一次奶，他们的睡眠时间很多，不吃奶的时候基本就是睡觉。他们有时在吃奶的时候拉尿，有时在睡觉的时候拉尿。吃奶、睡觉、拉尿几乎是新生儿生活的全部。

刺激

新生儿的眼睛、耳朵、嘴巴都很敏感，刺激他们的感官，会让他们感到很舒服。彩色或闪光灯、太阳光在墙壁上的闪烁，透过彩色玻璃的光线，反光和镜子里的图像，都能使新生儿兴奋。他们对声音的反应亦是如此：钟声、揉搓纸的声音、哗哗的流水声，等等，都能引起新生儿极大的兴趣。

躲猫猫游戏

当初我陪宝宝玩这个游戏时心想，一两年之后我肯定会觉得这个游戏很无聊。但是，我竟然与宝宝一起玩了7年，真是大大出乎我的预料。玩游戏时孩子发出的笑声深深印在我的脑海里。躲猫猫游戏能提高婴儿的辨别能力，是婴儿发育期的重要一步。陪宝宝玩这个游戏时一定要掌握好时间节奏，妈妈的脸藏在手后面的时间不能太长，不然宝宝会崩溃的。不过，宝宝的这种反应恰恰证明了他（她）的发育在正常轨迹上。

重复

虽然没有多少智慧在里面，但是能吸引宝宝的注意力。通过重复某个动作、某些词和某些声音，宝宝能获取很多新知识。同时，也能形象地观察到宝宝大脑里的神经组合是怎么形成的。通过这种重复的方式，宝宝能获取令人咋舌的进步。

朗读

请一定为你的宝宝朗读，从他（她）出生的第一天开始！把宝宝放在你的大腿上，拿一本图画书让他（她）看，每天读点什么让宝宝听。你可能会觉得好笑，因为这个小人儿什么也听不懂。朗读有惊人的效果，尽管你觉得自己好像在犯傻，但这是值得的。

如果你一直读同样的句子，使用同样的语调，对宝宝来说就是音乐。宝宝听到音乐后，会慢慢记在脑海里，然后模仿，通过这种方法宝宝就学会了说话。

对于婴儿来说，朗读是美妙、温馨的事情，不但能使宝宝安静下来，同时还能让你有理由安静坐下来，不用为了收拾宝宝的玩具满屋到处乱跑。

唱歌、跳舞

播放你喜欢的歌曲，抱着宝宝翩翩起舞，通过肌肤接触能使你和宝宝之间产生紧密的联系。此外，音乐对宝宝的发育有着不可或缺的作用。我的经验是：越早培养孩子的高雅爱好，就能越多地减少孩子犯错误、吸毒的机会。跳舞的时候你应该注意，不要让其他人看见。邮递员看见过我抱着孩子跳舞，从此认为我精神不正常。

唱歌稍微有点难度，不是每个人都会唱歌的。建议你买一本儿歌，学会曲子后不至于忘掉歌词。

偶尔到户外活动

当宝宝大一些的时候，可以带他（她）到户外去，看看孩子们经常玩的地方是什么样子。这对于你来说也是上帝赐予的礼物，你终于可以到外面透透气了，还可以遇到一些和你一样的母亲。

当我的宝宝一个多月大时，我在婴儿手推车里放上垫子，有时还放一个枕头在里面（太过分了）。推车出去玩时车子的晃动使宝宝很兴奋，有时也许让宝宝感到害怕，不再出声。如果你能扶着宝宝像荡秋千一样地摆动，对婴幼儿来说是非常有利的运动。其他一些游戏设备只适合半岁以上的宝宝，甚至 1 岁以上的宝宝。

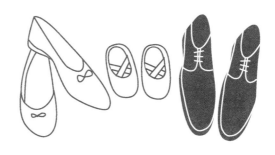

宝宝生命中的第一年

但愿你已经克服了分娩带来的恐惧，顺利度过了宝宝刚出生后几个月最忙的阶段，现在可以全身心地投入到妈咪角色之中。你是否想过：

为什么现在所有一切都变得简单起来或者可以掌控，原因在哪里？

如果你买了一部新手机，几个月后你应该对手机的使用特别熟练。但对于一个新妈妈来说，几个月的时间显然太短，你还没有学会如何对宝宝负责任。这个学习过程究竟要持续多长时间？就我本人而言，我真的不知道如何回答，13年了，我仍然在学习。

你将如何面对各种状况

过一两个月之后总结一下，或者回头看看，是个不错的主意。你在什么地方发生了变化？宝宝在你全部生活中占多大的份额？随着宝宝的降生，你要适应很多新事物，做到了吗？

对我来说，宝宝生命的前6个月，准确地说是宝宝生命的第一年，我一直像生活在一个隧道里，只有当宝宝第一个生日到来的时候，我才看到隧道另一端的曙光，才看到了走出隧道的希望，才能得到更多的睡眠和自信，才能逐步恢复我原本的生活，这种感觉妙不可言。此刻，我又好了伤疤忘了疼：我还想生个孩子。

其实宝宝生命的第一年也是一段美妙的记忆，你和孩子之间越来越信任，孩子学东西很快，经常给你带来惊喜。上周宝宝还不会坐呢，这周就会爬了；你一不注意，他（她）很可能就会搞恶作剧。如果你一直怀念过去的生活，一直在问自己，我什么时候才能不戴哺乳胸罩，这样你就会错过无数个温馨、惬意的时刻。请你再坚持半年，坚持就是胜利。

同时，这也是一个审视你和老公关系的最佳时间。由于过分关注宝宝，你们之间甚至都没有聊天的时间，更谈不上甜言蜜语了。

如果是这种情况的话，那么，你们的夫妻关系将处在一个比较危险的地带。不要轻易相信，某一天夫妻关系会有好转，会变得正常起来。如果我告诉你，火车上的厕所从来不堵，你会相信吗？相互之间的漠不关心会给夫妻关系带来极大风险，会严重影响夫妻关系的和谐，至少我是这样认为的。

下面是一个能提振精神的清单，你如果能打三个勾，你就是一位出色的妈咪，那个半岁大的小人儿就应该送你一个深情的吻。

出色妈咪清单

你在5分钟之内能换好尿布吗？

你能在不扭伤宝宝胳膊的前提下，给宝宝穿上衣服吗？

你带宝宝出去过吗？

你享受过一次真正的热水浴吗？

你能给宝宝哺乳和喂饭吗？

你能把童车非常顺利地折叠起来吗？

你是否与老公出去一起吃饭，中间不受干扰吗？

你能在咖啡馆里从容地喝完一杯咖啡吗？

你是否也曾有过不想叫喊的某一天?

你看,谁说你不是好妈妈?刚开始时你肯定对自己没有信心,为了照顾宝宝要学习那么多东西。现在回头看,你已经有了巨大的进步。当然你还不是完美的妈咪,到一切得心应手之时还有很长的路要走。眼下你应该感到欣慰,因为你已经走过了困难时期。你要经常默默地重复:"我是最棒的。"

我是谁

注意啦,现在让人发疯的问题又出现了,是作为母亲经常要面对的问题。你能否经得起成为妈妈的考验,就看你能否找到这个问题的答案。

"上帝啊,我究竟是谁,我究竟要做什么?"

现在我们尝试着摆脱这个窘境。请你躺在沙发上,品味自己的角色变换:

妻子、

女儿、

母亲、

同事、

女孩、

女友、

女人、

奴隶(幸运的是偶尔)、

性伴侣(但愿一个月能做一次)。

也许你不是以上全部角色。如果你符合以上角色中的 4 到 5 种的话,就必须记住一些东西。

想要从认同到习惯新的角色——母亲，的确有很长的路要走。

我亲爱的读者朋友，我认为成为母亲是最难的事情。困难并不在于换尿布、缺乏睡眠、双乳胀痛或者是对宝宝要肩负责任；困难也不在于必须穿特定的衣服或者是推着婴儿车逛商场。困难在于你要明白母亲角色的含义，作为母亲要承担的后果。这并不要求你每时每刻都必须有母亲的感觉，即使没有这种感觉你仍然是母亲。你必须学会如何让母亲这个角色与你肩负的其他角色和谐相处，如果不这样做的话，那么，你很难顺利度过宝宝生命的第一年。虽然还没有人真正称呼你"妈妈"（这个称谓让你感觉很伟大），但是，仅仅是"成为了妈妈"的想法就使很多人患上产后抑郁症。

你可以这样适应新的我

我个人的经验是：在新角色中尽量多保持一些"原来我的"东西，使自己尽快调整到母亲这个角色上来。即使我成为了妈咪，女友的身份、闺蜜的身份、同事的身份、妻子的身份并没有改变，一想到这些我就很开心、很幸福，因为我不需要放弃原来使我高兴的东西。"原来我的"角色还是那么有活力，我必须尽快学会如何让这种活力保持下去。

下面的几种方法对你很有帮助：

尽量多地保持"常规"。周日晚上沐浴，每周外出吃一次饭，与最好的朋友喝一次咖啡，等等。只要你不过多地改变老习惯，宝宝给你带来的变化就不会那么明显。

不要总是谈论宝宝。谈论宝宝是情不自禁的事情。如果与朋友见面，你最好刻意回避宝宝的话题，可以谈论一本有趣的书、在哪里能买到漂亮的牛仔服、影院里正在上演什么影片等话题。

控制自己，不和老公谈论宝宝的事情。如果你只与老公说今天给宝宝换了几次尿布、喂奶用了多长时间、宝宝的笑脸是多么可爱，等等，那么，你就失去了与老公全部的共同语言。即使你再不乐意，也要谈谈他的工作，谈谈政治、足球、昨天的纪录片等老公感兴趣的东西，尽量避开宝宝和父母这个话题。

短时间和宝宝分开。只要条件允许，你可以离开宝宝一会儿，暂时逃离妈咪的角色，重回"原来的我"。

培养一个新的爱好，或者参加培训班。上培训班的好处是没有人认识你，妈咪的标签没有贴在你的脑门上。在培训班上你不需要谈论换尿布和婴儿吐奶，可以用一个晚上扮演一个新角色。我当时上的芭蕾舞蹈班，有两年时间大家都认为我未婚。在一个家具店上班，我隐藏得很巧妙。

 小贴士

请不要自责

如果你觉得还不适应母亲的角色，也不用过于担心，这是正常的事情。但重要的一点是，不能放任这种情绪滋生蔓延。

一定要说服自己，调整心态需要时间。也许有时你喜欢做妈妈，也许某一天又讨厌做妈妈，这就是你以后一段时间内的心理常态。

我将像我的母亲

这种现象可能很快就能出现，你要好好动脑子考虑一番（我当时就有一个痛苦的想法：我一旦像我自己的母亲那样，老公会有很多合理的离婚理由）。事实上你没有必要变成自己母亲那样的人，只是做一个母亲。这话听上去似乎有点儿奇怪。因为你受自己母亲的影响，言谈举止都有她的影子，而不是其他母亲的影子。

下面列举几个我的习惯，受妈妈的影响养成的习惯：

我把唾液吐在手绢上，然后给孩子擦嘴（我恨自己的做法，不过擦完后的确干净漂亮了）；

我把女儿的头发总是放在耳朵后面；

我对女儿说："你要再把勺子扔到地下，我就关你20分钟的禁闭"；

　　　对所有事情我习惯大惊小怪。

　　在接下来的几个月及几年时间里，受父母行为方式的影响越来越明显。我们经常会对孩子说：别的妈妈允许她的孩子做什么事情我不感兴趣，我是你的妈妈，你这样做就是不行，我绝不允许！

　　在处理这件事情的时候要掌握一个原则，那就是顺其自然。你发现自己的言谈举止有你父母的影子，也要感到非常欣慰。就你个人而言，也要注意培养自身的闪光点和个性，哪怕这些东西被你的孩子所不齿。即使做了这些以后，你仍然找不到如何成为母亲的感觉，那么你可以尝试做一些你从未做过的事情，以便增加自信，相信自己能创造出闪光的个性。就我个人而言，不墨守成规、不循规蹈矩是我的制胜法宝，因为这种方式适合我。

来自朋友圈的经验之谈

　　"2004年11月，卡丽尔，5个月大。"

　　"这周真是灾难的一周，我没做过一顿可口的饭菜，没洗过衣服，没有玩过快乐的游戏，甚至都没有微笑过一次。放眼望去，到处杂乱无章，有干不完的活，处理不完的事情，我都快疯了。我讨厌房间里到处乱糟糟的，可每当我想收拾房间的时候，卡丽尔就开始哭闹，我不得不停下来，拿一些彩色的东西在她面前晃来晃去，我快受不了了！"

明确"为人母"这一概念

　　一般情况下，我能比较好地驾驭日常生活，我说"我能"的次数远远多于"我不能"，即使我在生活中要接连不断地面对各种棘手的问题，我也能够很好地去处理、去解决。

　　但是，我不能完美地兼顾作为妈咪、妻子和自由职业者不同的角色。公开承认这一点，我也没有觉得难为情。生活中有几天或者几周的时间，一切是那么的顺利：孩子们很幸福，我也很幸福，我丈夫看起来也很幸福，我们生活在一个充满幸福的家庭中。不过有几天或者几周的时间，我会感到手忙脚乱、力不从心：我讨厌一切，任何事情都做不好，自己变成了一个令人可怕的、心情糟糕的、说话粗鲁的老巫婆。在那个阶段，我无法想象我能重新控制一切。由于悲观和绝望，我变成了一个快速向下旋转的陀螺。

为了尽快摆脱这个自恋的旋涡，重新找回自信，于是我从已经建立起来的朋友圈中找到了我需要的东西。在与其他新妈妈交往的过程中我了解到，不仅仅是我自己有这样的问题，大多数妈妈都遇到过类似的窘境。所以，你应该尽快摸索出能让自己感觉更爽的经验和套路，以便从容应对各种局面。

其他带孩子的妈妈

找到能够让你信任的、能够听你倾诉的女友需要一段时间。如果你一旦找到这样一个人的话，那么，你要恭喜自己，并且精心呵护这份友谊。你们之间可以相互扶持，共同度过艰难的时光。就我个人而言，如果我能把烦恼讲给别人听，我就会有轻松的感觉，从而找回勇气。当我向朋友诉说的时候，她们其实可能正在经历比我更糟糕的事情，我反过来还能安慰她们，让她们重拾自信。通过与她们的交流我惊喜地发现，我只是在"对付"一个宝宝，与其他爱踢人、咬人的宝宝相比，我宝宝的问题要小得多。

家庭

在这个时候与朋友相处比与家庭成员相处要简单得多，因为与家庭成员的关系有历史背景，从这个角度上讲，人们往往会对家庭成员的意见抱有抵触情绪，不容易接纳这些意见或者建议。但是，家庭成员是重要的支撑，如果您采纳了祖父母们非常有意义的经验之谈，他们将会很高兴。

临时保姆

你如果请临时保姆的话，在她面前不要抱怨你是如何辛苦，辛苦到想把孩子从窗户里扔出去（这虽然是情绪的宣泄，但是在德国有可能会招来警察）。可以请临时保姆帮你照看宝宝，你短时离开宝宝一会儿，重新回到大千世界，哪怕时间很短。但是，一定要去一个能给你带来正能量的场所。离开家一两个小时后，外面的精彩让你感到轻松、惬意，这时你要自问，我的问题究竟在什么地方……

老朋友

和老友约会只能起到让你从妈妈的生活中"逃离"一个晚上的作用。如果你与老友约会的目的是想寻求帮助和同情的话，那么，你找错人了。没有孩子的人对于你现在的状况没有任何概念。你向她们抱怨当父母是如何不易，很可能会让她们感到无聊。

产后抑郁

"5 月 23 日：我受够了，我要摆脱这一切。我讨厌每一天，我累得不行了，日复一日，一成不变，我不适合我的孩子，我恨自己。我经常想：我如果离家出走，不再回来，是不是对所有人会更好啊？这是我的罪过。我知道要尽量控制自己，但是，我却做不到。我内心深感不安，随着时间的推移，这种不安的心情愈发强烈。"

"产后抑郁症"是一个让人心烦的、容易被误解的概念，我在使用的时候非常小心、谨慎。一旦有人罹患此病，给人的感觉是此人废了。这样的结论未免过于简单。在精疲力竭、情绪激动和抑郁之间存在很大的区别。但是，我们要知道应该重视哪些现象。

一旦有下列情况时，你不一定患上了产后抑郁症。

疲劳；

经常悲伤；

健忘；

对事情的反应非常情绪化；

有挫败感；

对性生活毫无兴趣；

为必须穿大一号的连衣裙而生气。

在生活发生了巨大变化之后，在你的睡眠被严重剥夺之后（在审讯犯人时都不允许这样剥夺睡眠），上述这些反应都是非常正常的。疲劳、情绪化、爱哭、思绪混乱都是自然现象。你刚生完孩子，难道还能对你有其他更高的要求?！几个月之后，当你睡眠有了规律（尽管睡眠时间仍然很少）、慢慢地习惯了新的生活和新的角色后，上述现象基本都能消失。

重要说明

有下列表现时，你可能罹患产后抑郁症。

根本不能胜任母亲的任务；

经常对自己或者宝宝有反感情绪；

整日地哭；

看不到生活积极的一面；

不愿意出门；

所有的一切对你都无所谓：你的外表、房间里的情况、你的宝宝、等等一切；

你的个性发生了彻底的改变；

你感到自己与现实完全脱离；

很难控制住自己的感情和行为；

有上述现象之一或者从前患过抑郁症。

不能把产后抑郁与产后疲惫混为一谈。产后疲惫是常见的情况，而产后抑郁则比较少见。如果每出现一个特殊状况或者哪一天心情不好都与产后抑郁联系起来的话，那么，可以设想一下，那些真正罹患产后抑郁症的女同胞该是多么不幸，她们的确需要帮助。

如果你一直感到疲劳过度，体力得不到充分恢复，你要试着增加睡眠时间，请人帮助做家务，耐心等待，这种情况会过去的。这里要提醒你注意的是，一旦出现下列情况，说明你需要帮助：对现实的东西缺乏感知；不能做出理智的判断；一直盼望着一天早早结束；不能正常地生活；有自残倾向；你的行为或情绪让你感到害怕。

抑郁现象不是在产后立刻出现。有的妈咪产后几个月都很正常，突然有一天情况骤变，我生完第二胎后就是如此。分娩后的几天一直都很正常，我做饭、打扫卫生、适当锻炼、拒绝任何人的帮助，也不听从朋友和亲人的劝阻，他们认为我过于自信。我对自己说，快速地恢复日常活动，我能较轻松地接受生活中的巨大变化，这样做才是正确的选择。6个月的时间过去了，一切都是那么美好。于是，我自豪地认为自己是世界上最富传奇色彩的、最出色的妈咪。突然有一天，我应付不了所有的一切，变得疲惫不堪、思绪混乱。

说出你的烦恼

在我第二次产后患上抑郁症的时候，我就做好了准备，把我的事情讲给其他妈咪听，让她们知道我正在经历什么。令人吃惊的是，她们当中有许多人与我的经历相似。在这种情况下，大家能互相理解，互相支持。另外，有人注意你、有人告诉你说一切会好起来，对你也会起到安慰的作用。

抗抑郁情绪

从前我非常愚蠢地认为，只有意志薄弱的人才需要预防抑郁情绪，因为他们不能轻易驾驭自己的人生。

当我不得不认输而服抗抑郁的药物时，我吃惊地发现，抗抑郁对家庭生活起着巨大的积极作用。服药后，我情绪较稳定，很少有不愉快的心情，同时也很少出现焦躁不安、过于激动的行为，我们全家能够共同做很多美妙的事情。之前作为母亲感到恐惧的心理荡然无存。

我们在此最好不去深究大脑里化学成分的相互作用。切记：当你的生活受到严重干扰、你感觉生活得不幸福时，一定要服药！

心理辅导

"灵魂修理工？给我的？"是的，也许你的确需要这样的一个人，请不要避讳。

我在不同的生活阶段接受过各种心理咨询，从来没有感觉到这是在浪费时间。我从绝大部分的心理咨询中（尽管不是全部）获得的帮助是不可或缺的。

需要心理医生的帮助不是什么难以启齿或者丢人的事情。在德国，当产妇需要心理医生时，她可以告诉医生或助产士，他们能帮助推荐。

临时保姆

在我有第一个孩子时我犯过错误，我不想让你犯同样的错误，重蹈我的覆辙。生了第一个孩子后，我有大约一年时间没有请临时保姆。因为我们担心，由临时保姆照看宝宝会给宝宝在心理上留下阴影。这样做的后果是，我从来不能单独走出家门，这是多么的糟糕和愚蠢。

不是所有的临时保姆都酗酒、虐待孩子，你刚离开家，她就招来男友，在你的沙发上做爱，全然不顾婴儿床里传来的宝宝的哭声。绝大多数照看宝宝的临时保姆都是可爱的、训练有素的、值得信任的、有经验的，她们能很好地照顾宝宝。

当我的另外两个孩子小的时候，我一直请临时保姆，孩子们对保姆也非常熟悉。对于大一些的孩子来说，选择保姆的余地要大一些，一些外国的勤工俭学的女孩也可以陪他们玩。但对于小宝宝来说，尽量请你比较熟悉的保姆。在你完全把宝宝委托给保姆之前，给宝宝和保姆留出相互之间熟悉的时间。你外出时尽量选择离家不远的地方，一旦遇到突发情况，你可以很快回到家里。你把宝宝交给保姆照看，你将体会到不带孩子外出是多么的简单、自由，你们夫妇又可以享受一下二人世界带来的欢乐。

 小贴士

精心照顾宝宝胜过一切

请善待你的保姆，给她付较高的工资，一个你信得过的保姆和金子一样珍贵。千万不要跟保姆在时间和金钱上斤斤计较，甚至可以额外多付给她一些钱，这样你能留住她几个月的时间。给她买几张新光盘，或者买点好吃的、好喝的，当然也可以买几本新杂志让她看。保姆高兴了，宝宝也高兴。

心理变化

在你宝宝出生后的一年里，你的心理可能会发生奇怪的变化，这些变化可能不会被立即察觉，但有时会令人相当不安。

我生完第二个孩子后突然患上恐高症，不敢坐飞机；生完第三个孩子后，我陷入了对疾病的恐惧中不能自拔，一种病痊愈，又开始担心患上另外一种疾病，很折磨人。我的几个女友阶段性地患上了幽闭恐惧、广场恐惧以及其他一些现代恐惧症（一个女友突然对死亡感到十分恐惧，以至于不能正常地过马路，不能正常地坐公交车）。

这些新型的、显然是非理性的心理问题，可以使人担惊受怕、心神不宁。为什么宝宝能把你变成一个偏执狂，认为自己有病？为什么在挤满人的火车站站台上你会出现意外？为什么你一上火车就紧张得大汗淋漓？为什么在看到彩虹时你会流泪？

对上述问题我给不出答案。但我知道有很多女士在第一次、第二次或者第三次分娩后，在感情的控制上出现很大的变化。我们大家都认为，这些变化可能与做了妈妈后情感、身体和现实发生的巨变有关系。我们想把一切事情都做好，这正是我们的压力之源。我们做得太多，根本没有给自己留出休养生息的时间。在这种沉重的压力之下，我们表面看上去风平浪静，一切做得很完美，其实我们的内心在想着报复，以愤怒、恐惧和失控的情感表现出来。

到这些新的感觉和反应出现，可能会持续很长时间（有时几年的时间）。如果你能静下心来考虑一下，在你美丽的大脑里将会发生什么。

不用紧张！如果你有出现糟糕情况的倾向，更不要紧张。请告诉医生你的情况，同时要考虑，做什么可以中断这种倾向。是否考虑休息一下？每个人都需要休息，尤其是繁忙的妈咪们。

释放压力

如果所有一切都是你的负担，你感觉到自己快要爆炸了，头发掉得越来越多，你可以暂时停下来休息休息。让自己放松，用能够给你带来愉悦心情的东西犒劳自己，是一位年轻的母亲能为自己做的最重要的事情。你只要稍加注意，就可以较轻松地驾驭一切。

你可以给自己做个面膜，享受一次按摩，洗个热水澡或者喝一杯红酒，以放松自己为目的。这样做不是自私的表现，而是一个必要的生活手段。

你可以这样做

在开始当妈妈的前几天（以及以后每两周，直到你能看到隧道尽头的曙光为止），你可以自问："为什么其他女同胞比我做得好呢？"

这是一个非常理智的问题，尤其在你郁闷的时候：例如你感觉自己被忽视、不受人待见，你记不起来最后一次得心应手地完成某件事情的时间。我经常给自己提这个问题，经常督促自己，因为我特别爱轻信，缺少主见。

事实上，其他女同胞并不比你强，并不比你做得更好，你看到的只是表面现象，是美化自信的一个有效手段。对一个说法有不同的理解。比如一个女士说她晚上能睡个通觉，也许她的"通觉"只有 5 个小时的时间。

认为自己无可救药，一无是处的阶段往往是缺乏自信、仇恨自己的阶段，为了越过这道坎儿你要想到：

> 许多妈妈做得很好，这只是给人的表面现象，其实不然。你一定要记住这一点。你可以试着想象一下，表面上看起来风光、自信的女士，也与你一样，要与尿布斗争，也会在堆积如山的脏衣服里窒息。

157

与你的女友交谈。通过与女友交流，你马上会明白，她与你处在同样的境地之中。开诚布公的交流会使你们两位受益匪浅。

但愿以上的介绍能帮助你度过自我怀疑阶段。即使你真的不能轻松驾驭做妈妈的生活，即使你急需帮助，每天以泪洗面，并且自问：我怎么才能撑起合格的年轻母亲的门面？我可以向你保证，这样的人大有人在，你能找到很多知音。所以，你不比其他妈咪差。

老朋友都去哪里了

生了孩子后很难保持原来的朋友圈。当你晚上必须很早回家照顾孩子时，即使再长久、再美好的友谊也会荒芜。问题不仅仅在于是否有时间见面，而在于：见面后你的话题肯定都是孩子，你很难找到孩子以外的话题。你突然发现，你也是让人感到索然无趣的父母中的一员，让有趣的父母以及没有孩子的人感到可怕。一旦你遇到这种局面，会让你觉得非常尴尬，没有面子。与老朋友保持联系不至于使你失去成为妈妈之前的岁月，这种联系非常重要，不能中断。

下面介绍几种与朋友保持联系的方法：

找出适合你、适合你宝宝的时间会见朋友。一提到找合适的时间，你可能会绞尽脑汁，其实在这个阶段你享有一定的特权。确定一个你认为合适的时间，其他人可以迁就你，毕竟他们没有孩子。

把适合你的时间告诉他们。好朋友能够理解，年轻的妈咪为了美丽需要很多睡眠时间。你如果在晚上的聚会上哈欠连连，渴望卧榻，这个晚上对你来说绝不是美好的。

缩短探望的时间，会让人感到非常开心。接触一个婴儿，对于没有孩子的人来说不是一件简单的事情。大部分没有孩子的人对宝宝的热情最多能持续一个小时，然后他们就对宝宝和妈妈失去了兴趣。所以，短暂的探望更能加深朋友之间的友谊，要比整个下午都在那里看你如何喂宝宝、如何逗宝宝玩、如何给宝宝换尿布强得多。

问你的朋友，是否介意你当着他们的面给宝宝授乳。真正的朋友是不会介意的，但是对于朋友来说可能是新鲜事物，之前你最好征求一下他们的意见。

宝宝的尿布湿了，应该立即更换。作为母亲，你喜欢闻宝宝的一切，包括宝宝的排泄物和奶痂。当第一股"香味"飘向别人的时候，他们会感到恶心，这样会破坏你们的友谊。所以，宝宝的尿布一旦湿了，应该立即更换。

你在两餐之间能够较长时间地离开宝宝，你可以与最好的朋友安排特别的活动内容。例如可以一起去看电影，一起去吃饭。总而言之，做一些能够让你感到年轻、无忧无虑的事情，能够暂时忘记孩子。

我是独一无二的

如果你和我一样，是所有的女友、同龄人、同事当中第一个生孩子的人，那么，习惯妈妈的角色愈发显得困难。没有任何朋友可以告诉我她们的经验，也没有人可以给我建设性的意见，有时会觉得原来的友谊不复存在。在熟人的圈子里作为唯一的妈咪，加深了你以前生活和现在生活之间的鸿沟，要获取做妈妈的经验更是难上加难，与之前的生活经验相比，做妈妈的经验是颠覆性的。这时走出家门，认识其他母亲非常重要，能挽救你的生活。自己坐在家里发呆将会带来灾难性的后果。

但是，在圈子里作为第一个妈咪也有其优势。你可以给以后的妈咪提供帮助，对她们来说，你是获取育儿知识不可或缺的源泉。另外，当其他女士怀孕的时候，你可以非常惬意地戴着玫红色的眼镜回望过去的岁月，对自己说：这一切我都经历过了。

性生活？你不是认真的吧

现在的问题让我感到恐惧，之所以说恐惧，是因为我许诺过，与你开诚布公、毫无保留地谈论如何成为妈妈的话题。有关这个问题我宁愿说谎，也不愿意面对残酷的现实。

如果要说谎的话，下面的谎言我乐意说给你听：

孕激素能使你卧室的墙壁摇晃；

分娩后你的性感官能力增加很多倍，从婴儿床到洗衣篮的距离之间能让你感受到强烈的快感；

分泌乳汁的乳房能吸引男人，就像你现在全身的折痕一样，对男人有很强的吸引力；

婴儿睡眠的时间比较多，你有一大堆做爱的时间，天哪，简直就是第二个蜜月；

与孩子相处一天之后，你终于看见了一个成年男人，感到无比高兴，不愿意离开他半步。不要洗碗了，我们做爱吧！

我可以编制无数类似的谎言来欺骗你。但是，谎言终归是谎言，我有义务把残酷的真实情况告诉你。

生完宝宝后，性生活变得更加复杂，性生活也不能像以往那样给你带来那么多快乐。根据我的经验以及我闺蜜的经验，生完孩子后，夫妻双方对性生活的渴望急转直下，他们更加关注垃圾桶里塞满了孩子的尿包，应该立即清理；蔬菜箱里发霉了，应该立即擦洗。性生活还是要有的，一个月不能少于一次吧。相对于性生活来说，你可能更喜欢做其他事情，比如好好睡上一觉。影响你激情的东西很多，会以各种形式突然出现，最让人难以忍受的是——

睡眠不足

虽然作为人我们一般都很健康，但是为了生存我们需要做几样重要的事情：吃饭、喝水、性生活、睡觉。

一旦有了宝宝，你就睡不足觉，甚至无法睡觉。当然，你多少也能睡一会儿，但是，你绝对睡不到自然醒，也不可能睡通觉。在我的书中，被中断的睡眠不能算作是睡眠。为什么这样说呢？比如：一个人有 3 周没吃饭了，你对他说："你看见这块烤肉了吗？只许你闻闻，观赏一下，舔舔酱料，明天你才可以吃烤肉。现在走吧！"

睡眠不足对我们人类有很多副作用，对女性的副作用尤其明显。女人一旦睡不好觉，往往变得易怒、痛苦不堪。造成的结果是，头发越来越稀疏，记忆力减退，食量增加，对睡眠的渴望胜过一切。而以上种种又更加刺激了我们的神经，这是一个恶性循环的怪圈。

对睡眠的渴望胜过对性生活的渴望。

这种慢性消耗是种折磨。你如果连续 12 小时和孩子在一起，喂宝宝吃饭、推车哄宝宝玩、换尿布、给宝宝擦洗、拖地、清理洗碗机、晒衣服、尽量压抑自己的愤怒情绪的话，那么，当晚上你老公想做爱时你是什么心情呢？不外乎两种可能：拒绝他，或者希望尽快结束。

尽管你的老公还是那么帅，你还是像以前那样爱他，但是，与做爱相比，此时你最需要的是睡眠。所以，你盼望一切尽快结束。不用紧张，你的感受是非常正常的，你的婚姻也不会因此而走向破裂。你有能力过好性生活，同时也会渴望过性生活，只是眼下，或者只是几个月的时间，你没有精力，急需补觉。

精神压力

与功能强大的计算机应有的随机存取储存器相比，一个母亲要想的问题更多，足能填满你的脑海。如果让我不去想必须时刻要想的东西，那将是一件十分困难的事情。

有时晚上我躺在床上想，明天早上我必须要做什么，这种想法有时会脱口而出。但是，这不一定是你老公渴望听到的。我说得对吗？

关于私处

天哪！我该如何表达呢？你可以在自己的脑海里想象一件剪裁得体的巴宝莉战壕外套，在外套上有一排很美观的、非常隐蔽的扣眼。这时你可以想象，你如何让一个乒乓球穿过扣眼。如果你坚持，相信你能做到，尽管你要费很大的劲才能使乒乓球穿过扣眼。

稍微镇静一会儿，你可以想象一下，这时的扣眼是什么样的？还像之前那样闭合得那么好吗？你的阴道也是同样的道理。无论你做过多少骨盆运动，无论采取过多少预防措施，一旦生了孩子，你的阴道就再也不会那么紧，这真的很遗憾！你最好现在就能意识到这一点。

除此之外，更加困难的是，在性生活时你还要克服心理障碍。之前的一个私密的、能表达很多内涵的、并且能带来快乐的身体部分，被赋予了一个新的、不容忽视的功能。

还有一个赤裸裸的事实：你亲爱的老公也许看到了一个孩子的脑袋从这个最私密的地方冒出的全过程，你老公很可能不会轻易忘记这个场景。这令人恐惧不安，脑子里会产生很多疑问：他每次面对我时是否就会想起这个场景？他何时才能把我看成是重回理智的人？或者是我何时才能对他再有吸引力？我何时才能把我的身体当成能够带来乐趣的物体而不是外星人？

亲爱的女友们，你千万不要忘记自己的乳房，你的双乳基本上变成了产奶机器，一不小心就会喷射出乳汁。哺乳期过后，你原本坚挺、性感的乳房可能会变小、变得平坦，以至于用手摸上去就好像在抓一个用细沙垒起来的城堡，只要一松手，城堡便马上坍塌。

听起来让人感到惴惴不安。很遗憾，我之所以给你讲述这一切，是因为从来没人给我讲过。如果我早知道这一切的话，会认为在我身上发生的一切是正常的，别的女同胞也会有同样的感受和担忧。其间，我的几个闺蜜也陆续成为了妈妈，在我们一起喝了几瓶红酒之后我得出结论：大部分的妈咪（尽管不是所有的妈咪）在分娩后的几年仍然在为性生活担忧。

玛利亚·杰克（4岁）和克罗尔（2岁）的妈咪——

"性是什么东西？自从我们有了宝宝后，我们的性生活发生了彻底的改变。并不是说我谈性生活色变，而是在我全天照看孩子后，我完全没了精力。我们偶尔也做爱，感觉也很美好。为了做爱我们要像孩子一样早早上床，立即行动！"

索菲·克洛基亚（3岁）和托比（10个月）的妈咪——

"我们坚持的原则是：没有序幕，没有温存！利用有限的时间和机会，不然我会马上入睡的。有时我们也突破原则，做爱时多用些时间，但是这样的机会少得可怜。"

放弃序幕和温存可能适合所有父母，我也是这样做的。"立即行动"是有规律地过性生活的最好办法，你根本没有过多的温存时间，因为在劳累了一天之后，你还有时间和精力去温存吗？

另外，许多人认为，现在的性生活不能与之前的同日而语，它有了更多的内涵，能够带来更大的乐趣！终于听到了一个好消息！当你对性生活有某种担心时，要与你的老公开诚布公地谈谈，这一点也很重要。通过谈话你也许会得知，他觉得你一如既往地具有吸引力，性生活仍然能给他带来快感。不管你是否相信，"你真棒，你把我们的孩子带到了这个世界上"，这种感觉能让你的老公变成一个真正懂你的情人。

有时，性生活可能不尽如人意，与之前完全不一样。但是你要相信，生完孩子后性生活依然会有的，甚至会给你带来非常神奇的感觉。

避孕

如果你刚刚生完孩子，那么，这个问题可能是你最后才能想到的。但是，一定要尽可能早地采取避孕措施。请不要相信"哺乳能起到避孕作用"的说法，我的几个闺蜜被这种说法误导出现了"状况"，导致意外怀孕。你分娩后很快就具有怀孕的可能，就此问题请与你的妇科医生交谈。

还有一点要补充，生完孩子几个月或者几年后，你的月经才能恢复正常。我是个例外情况，在前两次怀孕之间我根本就没来过月经，尽管如此，我也能怀孕，令人不可思议。第三个孩子出生后的一年，我的月经恢复正常。

每晚要重新回到原点

12 月 14 日，卡尔丽，6 个月大。

"感到非常可笑。我整天干活累得要死，一天只能坐一会儿，那就是骑车去公园时。我根本没有真正吃饭的时间，脑子里一直乱哄哄的。我的腿很疼，脑子里装满了一大堆要做的事情，时刻想着卡尔丽。当收拾完后，好像这一整天我什么都没做一样。日复一日，明天一切照旧，又要开启漫长的一天，我又回到了原点。没有人点赞，只有一事无成的感觉。"

尽管一个当妈妈的人每天要做许多家务，要照顾宝宝，努力做一个好妈咪，尽量把家里收拾干净，不至于显得那么杂乱无章，还要做饭，还要处理很多乱七八糟的事情。尽管如此忙碌，但你总感到一事无成，什么事情也没做一样。

的确，让你适应这种常态并非一件易事（除非你不是全职妈妈，你还有一份其他工作）。

当你把宝宝的玩具收拾起来、把厨房和桌椅擦干净、把宝宝吃晚饭时掉在地上的残渣打扫干净、清洗完所有用过的瓶瓶罐罐、准备好宝宝下一顿的饭菜、清理了垃圾桶、把洗衣机里的衣服晾晒完毕、消毒必要的器具、把宝宝的小背包打扫干净，试问，在这漫长的一天过去后，你在哪里？所有的这些事情能把你带到何方？

你又重新回到了原点，只是又过去了一天而已。这种感受非常可怕。

从根本上说，我们人类的头脑并不复杂，自己的付出希望得到回报。如果你付出了艰辛的努力，你就会想得到认可：酬金、鼓励、好话、感谢；对于我们的付出至少也要表扬一下吧。

认可的缺失

许多妈妈从来都没有得到过认可，因此她们感到很累，不被理解，情绪低落。我这里揭露的是一个赤裸裸的事实，如果当你第一百次返回原点，这时你的朋友或者家人对你说：你做了贡献，你的工作赢得了大家的认可，你做的一切很出色。为时晚矣！

这就是目前做母亲的现状，近几年来越来越让人郁闷，因为许多女性之前都有一份比较满意的职业，能得到相应的酬劳，事业上进步明显。从这个角度看，让职业妇女回归家庭，偶尔得到一句"谢谢你做的饭"，还有一项看上去永远得不到感谢的任务——照看宝宝，这对于她们来说简直如五雷轰顶。如果你认为这一切对你无所谓的话，那么，你只是在为自己的倒退铺平道路。

如果你自认为被误解或者没有价值感，请与你的老公好好谈谈。也许他能帮助你重新找回自信和被认可感。即便他作为男性里面典型的能理解人的代表，都没有发现你的情绪多么低落，你一旦跟他说明你的心事，就会得到他的帮助。尽管有人对你说，你出色地履行了自己的职责，而你不能自我肯定的话，你也会有不爽的感觉。这不是你自己面对的难题，我们所有人都是如此。请说服自己：我很棒，我不可或缺，我非常了不起。

学会放下

作为妈咪不得不接受的一个灾难性的改变就是：你不可能掌控一切。你应该学会放下，让生活顺其自然。下面介绍几点，以利于你掌控局面。

宝宝有自己的思想。恪守时间安排毫无意义，宝宝突然想拉屎、想吃饭，宝宝哭了，宝宝吐奶了，这一切都会打乱你所谓的时间安排。

无论干什么事情需要的时间都比你想象得要长。往楼上搬童车、孩子的鞋子掉了，原路返回半公里捡拾鞋子，等等，所有的时间比你预计得都要长。

当你急着要出门时，宝宝拉了、尿了。你给宝宝精心挑选的出门的衣服也许只能干净很短的时间，然后就让他（她）弄脏了。所以，你应该适应宝宝的需求，而不是反之。

更棘手之处在于，不知道接下来会发生什么事情。你一定要做好快速改变原计划的准备。如果你觉得改变计划过于麻烦的话，那么，你应该掌握几个应对的手段，不然，你会真正的手忙脚乱。当一个计划又泡汤时，你会发疯，会用头撞墙。

学会放下，一切顺其自然，这是你从宝宝那里学到的最有价值的东西。你乘坐的飞机晚点 3 个小时，在超市里你没有买到最喜欢吃的面包，它刚刚卖完。当你遇到这些情况仍然能保持冷静的话，那么，生活将会变得更加美好和惬意。至少我是这么认为的。

生活是 8 字形回旋滑道

与妈咪生活的 8 字形回旋滑道相比，游乐场里其他与行驶有关的娱乐相形见绌。你还记得像过山车一样的女性情绪变化吗？在成为妈妈之后的前一两年里，你的情绪像旋转木马那样危险，同时还有一个特殊的亮点：你在生活的 8 字形回旋滑道上行驶时绝大部分都是在黑暗中进行，你根本不知道下一个转弯（或者是第二天）之后你将面对什么。生活的 8 字形回旋滑道把你摇晃得只剩下为人母的幸福感，认为一切在你的掌控之中，没有人能对你指手画脚。

作为妈妈，你可以几周或几个月地这样坚持下去，不会有问题或者担忧，这是你所经历的最美好的时光。所有的一切都那么甜蜜、美好，给人带来希望。你的宝宝、你的生活都很棒，天空也更加湛蓝。你感到满足、惬意，幸福写在脸上，内心充满了爱意。

 小贴士

情绪失控时，让你坚持下来的技巧

降低为每天制定的标准。把为每天制订的计划看作是指导性的计划。也就是：计划能实施，是你的幸运；计划没有实施，你也不会感觉那么糟糕。

请你尝试着每天在混乱的场面中坐一会儿，以适应可能出现的挫败。这种做法虽然不好，但是能提高你容忍"不整洁"的门槛。

每天抽出一点儿时间，以放松自己的身心。例如，泡个热水澡、慢跑 10 分钟或者做做瑜伽，甚至可以听一会儿音乐。只要你能坐下来听你喜欢听的音乐，同时把音量开到你满意的高度，就能起到放松身心的效果。

当一切不能按计划进行时，请数到五。例如，你错过了一班公交车，因为童车的防雨布绞进了童车的车轮里，你必须把它取出来。这时你心里肯定不爽，那么请你站直，闭上眼睛，深呼吸，至少数到五，同时想你的宝宝多么可爱。如果不这样处理，而是每次遇到这种情况都大喊大叫的话，不出仨月，你会精神崩溃的。

也可能出现下面的情况：你生活的 8 字形回旋滑道拐过了一个弯儿，你发现自己悬在空中。昨天的一切还是那么令人自信，今天突然变得无助、糟糕、可恶、累人、看不到希望。乌云笼罩在你的心头，让你感觉自己毫无用处。这就是你压根儿没考虑到的困难时期，一般只持续几天或者几周时间，但是却很难度过。

这种心情足以让一个人乱了阵脚。之前一切都很正常，相信一切都在你的掌控之中；突然在没有任何征兆的情况下，你陷入了深深的绝望境地。

请做好心理准备，这样的情景可能会持续几年时间，每次出现这样的状况都会使你感到吃惊。宝宝的成长将经历各种不同的阶段。当宝宝终于能睡通觉时，当你认为宝宝终于能习惯每天的固定日程时，可能又会发生其他的改变。你根本不知道为什么会发生改变，但是一切都会过去，一切都会变好。你虽然不知道变好的具体时间，但是有一点你必须清楚，这个时间由你的宝宝决定。

到目前为止，相信你已经了解了在当妈妈的第一年里将要遇到的困难和问题，并且为此做好了准备。现在，我们应该把注意力转移到这一切的"始作俑者"——你的宝宝身上来。在生命的第一年里，宝宝学会很多东西，令人吃惊；变化的速度和发育的速度之快令人窒息。此外，这一年对宝宝的性格、习惯、发育情况至关重要，同时还将为以后几年的成长奠定基础。你有责任让宝宝的生活有一个尽可能好的起点，至少我是这么认为的。

接下来你将读到，在生命的第一年里你的宝宝需要什么，他（她）能做什么、想什么、将经历什么。另外，本书还会介绍你必须要为宝宝做的事情、置办的物品。像以往一样，这些都不是一成不变的，要遵循的原则是：做的事情最适合你和你的宝宝。但愿我的一些建议对你能有一定的帮助，并且，你要相信，刚开始时没有一个妈咪知道自己该如何去做。与育儿有关的能力的培养需要一定的时间。到目前为止，没有育儿操作说明书，这方面的革新速度过于缓慢。

宝宝平时的活动

从第九个月开始，绝大部分的宝宝会坐、会爬，陪宝宝一起玩耍将给你带来无穷的乐趣。作为一个母亲来讲，你想了解在宝宝成长发育的每个阶段如何与他（她）相处、如何去照顾宝宝，这是你本能的反应，不需要任何的动机和理由。

当宝宝稍微大一点儿的时候，你该如何去做？刚开始时我根本没有经验，浪费了很多时间，我不停地问自己，对于这个年龄的宝宝来说，我做得对吗？在我没有把握的情况下，我参加专门为宝宝设计的游乐组（下面还会有详细介绍），发现其他的妈咪也和我一样没有经验。

 小贴士

宝宝从第八个月开始就有了神奇的游戏思维

橡皮泥

你的宝宝是否能捏出正确的造型并不重要，重要的是拿在手里、揉搓的感觉，其效果胜过看儿科心理医生。这个年龄的宝宝用橡皮泥还捏不出多少造型，但这对于他们来说是个充满好奇的新的经历。橡皮泥可以任由他们揉搓、挤压，甚至可以放在嘴里品味。1岁之后，他们就能用橡皮泥捏出圆柱状或者条状的小物体，简直像一个职业人士的制作。

用手指涂鸦

在家里多准备一些塑料板。尽管这会使得房间里显得很零乱，但这笔花费还是值得的。因为宝宝非常喜欢在纸上、桌子上、沙发上以及厨房的墙壁上留下彩色痕迹。画笔对于宝宝来说没有任何意义，宝宝只会拿它们到处挥舞，一旦画到你的脸上很难清洗干净。棉球、小块儿的海绵甚至于手指，对于1岁之内的宝宝来说都是不错的选择。盘子里不要放过多的油彩，宝宝3分钟后就失去了画画的热情，太多油彩会造成浪费。

得宝积木

对于小宝宝的嘴来说，得宝积木比乐高积木更加安全、可靠。没有得宝积木的宝宝明天怎么设计农舍、各种各样的塔楼？

轨道

轨道放在房间里很碍事，能占据整个起居室的地面。你如果不断地把轨道拆开，宝宝会发火的。宝宝一旦玩轨道，你就有几个小时的安稳时间。

粘贴画

你是否认为，我想把你的家变成一个废品回收站。刚才建议你让宝宝玩橡皮泥和手绘油彩，现在又建议玩粘贴画。但是你要知道，粘贴画能给稍微大一点儿的宝宝带来很多乐趣。你最好先把胶水涂在纸上，让宝宝亲手把你从各种广告上剪下来、或者撕下来的彩色图案粘贴上去。在粘贴的同时宝宝会感到自己特别机智。你可以把宝宝粘贴的"作品"贴在墙上。

音乐

大部分的宝宝喜欢用各种物件制造出响声。空瓶子里装上爆米花也能收获意想不到的效果。注意一定要把瓶盖儿拧紧，以免宝宝灵巧的手指把它打开。

拼图

你现在可以集中精力注意宝宝的手工制作：用木制图案拼图。会拼图的宝宝以后会具有较强的解决问题的能力，我相信这一点。

游泳

当你的宝宝接种了全部疫苗后（在全部接种完成之前也行。如果这是你的第一个孩子的话，你要格外小心），你可以带宝宝去游泳。换句话说，带宝宝去水里撒欢儿。初次下水，宝宝看上去可能像一个冻得瑟瑟发抖的妇人，一片茫然，不知所措。在游泳池里让宝宝折腾10分钟就可以了，因为宝宝很容易着凉。在有水温控制的泳池里可以让宝宝多待一会儿。

室内游乐场

这是上帝赠送的礼物，尽管里面很吵闹，有时也不卫生。室内游乐场有各种各样孩子们愿意玩的设施，你的宝宝还可以与其他同龄孩子一起游戏、娱乐。

给宝宝换着玩具玩

我的一个闺蜜有一个简单而伟大的主意，如何让孩子保持对各种玩具的兴趣：给宝宝换着玩具玩。根据玩具的多少，把这些玩具分类放在不同的箱子里面，每次玩的时候只拿出一个箱子。几周之后，你收拾起这些玩具，再拿出另外一个玩具箱，这样就可以让你的宝宝以为他（她）一直有新玩具。绝妙的办法！但是，你要控制住自己，不给宝宝拿出更多的玩具，因为你正在经历一个需要有条理的阶段。

游戏小组

你第一次带宝宝去游戏小组就像第一次上前线一样，需要勇气，需要模特全裸走向 T 台的勇气。如果你前几次只走到门口就退了回来，然后走进拐角的咖啡馆，这可以理解。经过几次反复，你最终还是走了进去。

当我第一次走进这样的游戏小组时，我站在那里问自己：我来这里干什么？我为什么站在一个满是妈咪和宝宝的屋子里？孩子们在用手指涂鸦、在看画书，我不知道我是谁，她们又是谁？根本没有自己属于这里的感觉。

一段时间过后，我和宝宝慢慢融入了这个小世界，我每周至少两次带宝宝去这样的游戏小组，那里俨然我的休息港湾和活动中心。我的宝宝在那里和其他孩子玩耍，与他们友好相处，我也不用打扫玩耍结束后的"战场"。在孩子们玩耍期间，我还能与其他妈咪聊天。

当然，并不是所有游戏小组都是那么让人满意。我也见过一些可恶的、不人性化的游戏小组。孩子没人照看，在地上到处乱爬，妈妈们在那里发牢骚、抱怨。千万不要参加这样的小组活动。

小贴士

正确的饮料

你如果整个上午不想喝过多的咖啡因的话，那么，出去时带上一个热水杯，里面装上不含咖啡因的咖啡或者花茶。还要带一些健康小零食，以免影响你的瘦身计划。

几条医学信息

宝宝偶尔生病是正常现象，他们的免疫系统必须与一切可能的疾病作斗争。例如：咳嗽、感冒、流感、腹泻、发烧、疹子、消化不良、结膜炎、耳朵疼、呼吸道感染、湿疹、哮喘以及各种各样的炎症。所以，你要多了解一些医学常识，为宝宝准备一些常用的药品。

宝宝的家庭药箱

药箱的大小取决于你对疾病和细菌的恐惧程度，你可以给宝宝备下各种各样的药品，从创可贴到一个真正的小药房，由你自己决定。但是，下列药品是家庭必备的。

有退烧、止痛作用的糖浆

可以咨询你信任的儿科医生，你的宝宝什么时候可以服用这种糖浆。黏稠的糖浆能止痛，对感冒、发烧也有效。大部分宝宝喜欢喝这种糖浆，如果宝宝不喜欢这种口味的话，他（她）不会乖乖地喝下去，你只有采取强制的办法。先准备好一块毛巾，用来擦拭洒出来的浆液。在给宝宝用勺子喂药时，最好有另外一个人帮你。摸索出一个给宝宝喂药的最好办法。

温度计

如果你还没有温度计的话，就买一个电子温度计吧，能在耳朵里或者前额上给宝宝测量体温。

抗湿疹霜

在德国有一种比喻：像宝宝的屁股那么嫩。这个比喻的出处不得而知。根据我的经验，宝宝的屁股并不嫩，上面经常出现大小不同的红点，偶尔还会起湿疹。一旦起了湿疹，宝宝感觉很不舒服，会整天哭闹。但如果一直给宝宝的屁股涂抹抗湿疹霜，情况会更加糟糕，这是我的经验之谈。我在给宝宝换尿布时，总是让宝宝的屁股晾几分钟，给小屁股通风，同时也能让抗湿疹霜变干爽，我觉得这样比较好。

吸鼻器

吸鼻器是什么东西啊？当你的宝宝鼻子不通气时，会影响他（她）的饮食和睡眠，让你和宝宝都觉得痛苦不堪。我唯一的解决办法就是用吸鼻器把鼻涕给宝宝吸出来。对，你没有听错！如果因为鼻子不通气宝宝两天不能好好吃饭，而你两个晚上都不能好好睡觉，这个时候吸鼻器就能发挥重要作用。吸鼻器是个天才的发明！

其他一些比较重要的备用物品

有保湿功能的浴液。给宝宝清洁肌肤和肌肤保湿用，也适用于你的干燥皮肤。

指甲剪。宝宝的指甲很尖，而且长得也快。在我的宝宝出生后的前几个月里，他们的指甲一长，我就用牙咬下来，不使用指甲剪；当他们的指甲变硬以后，我使用小指甲剪，再不用担心会剪到小手指上的嫩肉。

出牙时用的凝胶。凝胶的作用不可低估。在宝宝出牙时，你夜里要想踏踏实实地睡上几个小时，就应该给宝宝准备这种凝胶。一定要购买宝宝专用凝胶。

护肤霜。宝宝起湿疹、皮肤干燥时都可以使用。购买时要注意护肤霜的成分，里面不能有能引起过敏的香料。

 小贴士

可以这样给宝宝清洗眼睛

如果宝宝眼睛里进入了灰尘或者脏物的话，宝宝的眼睛很容易发黏，这看上去会很糟，也让他们感觉很不舒服，经常用奶水给他们洗眼睛就会解决这个问题。除了用奶水之外，你还可以用棉球蘸凉开水洗。注意：洗一只眼睛换一个棉球！

对宝宝的担心是否多余

对宝宝的担心是否"太多"了，超出了人们能接受的底线，事实并非如此。为宝宝的健康担心非常正常，不仅是你有如此多的担心，其他妈妈亦是如此。宝宝是那么娇小、无助、羸弱、敏感，天天被无数细菌、病毒和其他病源所包围。有个好消息：宝宝具有很强的抵御疾病的能力，超出你的想象。一般情况下，造成他们发烧、哭闹的病因几天就能消失。随着时间的推移，你慢慢就能判断出宝宝是缺觉了，还是必须带他（她）去看医生。

如果你感到宝宝哪里不对劲的话，就带宝宝去看医生，不要觉得难为情。带宝宝看医生，当你离开医院的时候，十次有九次你会觉得自己是个十足的傻瓜，因为你认为是"危及生命"的斑点只不过是没有擦洗干净的奶痂。但其中可能有一次是需要治疗的疾病，这时你会为带宝宝看医生而感到庆幸。

无论是有益的书籍，还是朋友或者网上的经验介绍，最了解宝宝的还是你自己。你一旦发现宝宝有特别的地方，就应该带宝宝去看医生，听听医生的建议。如果你对医生的诊断表示怀疑的话，应该再去看另外的医生，这样处理才能让你放心。

怎么才能知道宝宝真的生病了

宝宝有下列现象时应该引起你的注意：

看上去与往常不一样。这里不是说你，而是说你的宝宝。当宝宝生病后，外观和情绪都会发生变化，请注意这些变化。

没有排泄物。当宝宝一天没有排泄时，应该去看医生。另外，多给宝宝喝点水。

睡眠。与通常相比宝宝睡得太少或者太多，说明宝宝不太正常。如果这种情况一直得不到改善的话，应该去看医生。

哭闹。如果宝宝突然比平时哭闹得厉害，而且给你的印象是因为疼痛而哭，肯定是哪里出了问题。检查一下襁褓里是否有尖锐的物件。当你排除了造成哭闹的一切原因后，问题仍然没有得到解决，应该带宝宝去看医生。

接种疫苗

宝宝生命的第一年，要打很多预防针，还要接种疫苗，是否接种疫苗你要做出决定。在去检查的时候，宝宝要经受折腾，打疫苗时还要挨针。不过，宝宝对痛感还没有多少感觉，可是你肯定很紧张。打针时宝宝最多有点儿痛苦的表情，很快就会恢复平静。

讲卫生：不要过于苛求

太多的父母极力保护他们的宝宝，免受人类所熟知的、肉眼看不见的微生物以及不洁生物体的侵害，这种做法很荒唐，而且不会有任何作用。为什么这么说呢？因为宝宝必须与病原体接触，必须经受病菌、细菌、不洁之物和尘埃的考验，只有这样他们的免疫系统才能发育成熟。只有通过与病原体接触，身体才能学会在什么情况下应该产生合适的抗体，抵御外来侵入。如果你把宝宝周围的每一个不洁痕迹都擦拭干净、蒸煮、消毒、做中和以及灭杀处理的话，那么，你可怜的、羸弱的宝宝某天就会招惹上大麻烦，会病倒。为了提高宝宝自身抵抗疾病的能力，宝宝身边有点儿不洁的东西不会造成大碍。研究表明，在超干净环境里长大的孩子，更容易罹患过敏和自身免疫疾病，因为他们的免疫系统没有规律性地被激活。

不能完全拒绝清洁剂

现在大家都知道，消毒剂里的一些化学物质能导致呕吐、严重的腹泻、肺部疾病、循环系统和心脏方面的问题、皮肤病、神经和肾损伤，甚至可以引起癌症，的确让人心惊！事实上，只有整天"泡在"这些化学品里，才可能染上这些疾病。但经常使用含化学物质的清洁剂还是要引起我们的注意。

另一个残酷的现实是，广泛使用抗菌的家用产品可以导致细菌产生抵抗力，这种抵抗力是可以遗传的。科学家担心因此会衍生出超级细菌。

我的问题是：你知道宝宝在他们醒着的 90% 的时间里都干什么吗？他们不是乖乖地坐在摇篮里，拿着你给他（她）的刚刚消毒的玩具玩耍，而是无论拿到什么东西都往嘴里塞。他们为自己的嘴巴着魔，用嘴巴舔、吸吮、啃咬，而后还到处流口水。你一转眼，孩子就会把小手指放到自己嘴里，小手指上沾满了从各个地方带来的病菌。这是否会让你很担心？

 小贴士

应该认真蒸汽消毒的物品

奶瓶。在使用前要好好消毒。

安抚奶嘴。我一般每周消毒一次。经常使用时应该每天都要消毒。如果掉在一个不洁的地方，应该马上扔掉。

咬环。偶尔消毒。

换尿布台。如果你操作得当的话，换尿布台一般不会沾染上不洁的东西。但是，给宝宝换尿布时要求的速度很快，有时脏尿布会污染台子。所以应该清洗换尿布台，清洗时水里稍加一点儿清洁剂即可。

男宝宝用玫红色，女宝宝用蓝色

在游戏小组里大家经常讨论，什么东西对男宝宝和女宝宝更为适合。女宝宝能玩挖土机吗？男宝宝能玩木偶吗？能玩过家家游戏吗？绿色是男宝宝用的色彩还是女宝宝用的？如果一个女宝宝喜欢玩锤子、钻头类的玩具，她真的能成为一个调皮鬼吗？我认为这些担忧和讨论是无稽之谈，在这个问题上天性强于培养，性别的偏见不会带来任何结果。如果一个女孩真的愿意到处用锤子锤、用钻头钻，随她去好了，不要阻止她！我认识许多父亲，如果他们的男宝宝喜欢锅碗瓢盆、喜欢玫瑰色，他们就极度恐慌，担心他们的宝宝有同性恋倾向。作为父亲如果真有这方面的担心，那么，你就应该把儿子教育成"真正"的男子汉。当儿子喜欢穿裙子、喜欢梳头时，你不必紧张，他只是喜欢而已，让他做好了，不要限制他的自由。对于喜欢玩汽车的女孩亦是如此。

三个人睡一张床太挤了……

孩子只有几个月大的时候肯定睡在你的房间里，睡在小篮子里、小床上或者一个小纸板箱子里。无论宝宝在哪里睡觉，他们都能睡得很香。与你睡在一个房间里最安全、最舒适。你能听到宝宝的咳嗽声，注意到晚上宝宝是否蹬被子。此外，也方便你晚上起来喂宝宝，给宝宝换尿布。如果孩子与你不在同一个房间睡觉，你还要起来去隔壁房间，很容易惊了你的睡意。孩子的房间离你的房间太远时，你还要穿越走廊（我家里就是这样）。当你再回到自己房间时，旁边躺着一个睡得很沉的、喘着粗气的人，你还能很快再次入睡吗？你恨不能把他从窗户里扔出去！在这个阶段你最好与宝宝单独睡在一个刚铺了新地毯的儿童房里。

什么时候让宝宝单独睡

这没有一个统一的标准，完全由你自己决定。在德国，一般是宝宝半岁之前睡在父母的房间里。尽早让宝宝单独睡的益处在于：宝宝很容易适应新鲜事物。如果宝宝适应了有大鞋柜的房间，认为这个房间是他（她）的房间的话，那么，你很难再让宝宝去适应有玩具箱的房间。宝宝越大，换房间的难度就越大。

让宝宝单独睡在另外一个房间还有一个好处是：你可以多睡一会儿。

晚上听不见宝宝的动静时，许多妈咪会担心。宝宝被泰迪熊压着啦，呼吸困难了？喝奶呛着了，窒息了？你的这些担心都与"窒息"连在一起，对你非常不利。

我让我的孩子单独睡在自己的房间里，不去想他（她），然后我第一次一觉睡了5个小时。这是自宝宝出生以来第一次一觉睡这么长的时间。

我是什么时候与宝宝分房睡的？从他们5周大时，几个孩子都是如此。你们去另一个房间睡吧，妈咪也需要休息！

给宝宝断奶，加辅食

应该什么时候给宝宝断奶，加辅食，让宝宝逐步适应固体食物？对于这个问题，专家的推荐和建议逐年发生变化，正确的时间点逐渐推迟，推迟速度之快让人感到不安。当我的第一个宝宝出生时，专家建议说：从第三个月开始可以给宝宝喂固体食物；第二个孩子出生时，被告知从第四个月开始可以给宝宝吃固体食物；现在要求宝宝6个月大时才可以吃辅食，甚至说宝宝1岁之前可以不吃辅食，只喝奶。

在这个问题上没有人考虑到公开的事实：宝宝情况各异，因此需求也各异。不太活泼、好动的宝宝在半岁之前只吃母乳，同时发育得很好；而另一个爱动的壮宝宝可能从3个月大就需要吃固体食物。这个问题取决于宝宝自身的条件和母乳的质量。

下面几种现象透露出宝宝想吃辅食的信号：

> 比平常喂得次数多，刚吃完奶好像又饿了；
>
> 通常晚上睡得很好，突然不好好睡觉；
>
> 尽管你一直在给宝宝授乳，但是宝宝的体重没有增加；
>
> 你吃饭时，宝宝拿盘子里的食物，然后放在自己嘴里；
>
> 有的宝宝甚至拿起餐具，学着吃饭，这难道不是明显的暗示吗？

另一个应该给宝宝加辅食的信号是：你自己想打开粥瓶，给宝宝喂食，这是你自身发出的信号。之前你知道，自己是哺乳的第一责任人。但当你感到自己已经付出了全部的能量，分泌的乳汁不能再满足宝宝时，也就到了该给宝宝添加辅食的时候了。另外的一个原因是：为了宝宝更好地发育成长，需要从其他食物里获取营养，首先是铁元素。此外，咀嚼能促进语言发育。这一刻究竟什么时候到来，完全取决于你和你的宝宝。就此问题可以与你的儿科医生或者助产士交流。

让宝宝慢慢习惯餐具、习惯吃饭，这一点非常重要。你给宝宝喂的第一顿"真正"的饭，应该是燕麦粥一类的食物，而不是固体食物。几乎所有的妈咪都是先给宝宝添加水果粥或者蔬菜粥。这些粥的口味不错，你可以留点自己尝尝。在德国有多种品牌的粥，妈咪可以根据宝宝的胃口选择。

 小贴士

正确的做法

有序添加食物。这样就能知道哪些是你的宝宝能消化的，哪些是不能消化的。

刚开始时把宝宝抱在怀里喂饭，而不是让宝宝坐在餐椅里．

给宝宝戴上围嘴。尽管你自我感觉很利索，还是给宝宝戴个围嘴，以免撒得到处都是粥。

使用一个很小的汤勺。我开始使用塑料勺，但是我的宝宝经常放在嘴里啃咬，直到勺子坏了为止。之后我使用金属勺子。一定要用小勺，不然饭食会从宝宝的嘴角流出很多。

给宝宝喂正餐时你要准备20分钟的时间。你如果心急的话，根本不可能喂饱孩子。强迫宝宝吃饭，在以后的30年里他（她）都会有"吃饭问题"，你一定要有耐心。

开始时不要有过高的期待，宝宝能吃一勺或者两勺就是你的胜利。第一次喂饭时宝宝根本吃不了多少，宝宝的嘴巴、脖子、胃口以及消化系统还没有为乳汁以外的食物做好准备，需要一个漫长的过程。在此期间你要喝很多粥哦。

你把粥喂到宝宝的嘴里后，用小勺轻轻压住宝宝的下嘴唇，以便接住可能吐出来的粥；你可以继续喂宝宝吐出来的粥，听起来不大合胃口，但是对宝宝来说不算什么。

尽量让宝宝坐直。大人躺着吃饭肯定不舒服，会呛着，宝宝亦是如此。

宝宝的便便气味很重，你要做好准备。母乳以外的食物会使宝宝的大便气味很臭、很难闻，以后会越来越难闻。

　　*给宝宝喂饭时不要穿漂亮的衣服。*我给宝宝喂完饭后，袖子上、怀里弄得到处都是粥。

　　*喂不下饭时应该停停再喂。*当宝宝没有兴趣吃饭时，你应该停止喂饭，去做其他事情。当你觉得宝宝饿的时候再试着喂饭。我的理论是：饿了，自然就会吃。

　　*粥里面只能放奶和水。*绝对禁止往粥里添加糖、蜂蜜和食盐。

　　*如果用粥粉冲粥的话，*不要冲得太稠，要适合你宝宝的口味，然后在粥里加一些奶搅拌。至于粥粉和奶的比例不用绝对精确。稀粥要比稠粥好，太稠的粥会给宝宝的肠道增加负担。请你自己摸索出适合宝宝的黏稠度。

　　*水果泥是好东西。*健康、美味、软糯、便宜，完美至极。

在德国有很多关于"是给宝宝喂装在瓶子里的成品粥还是自己给宝宝煮粥"的讨论，焦点是哪种粥适合喂养宝宝。我的同龄人认为装在玻璃瓶里的成品粥不算什么，完全是浪费钱，是给当今懒惰的、无责任心的社会准备的。另外，成品粥也缺乏必要的营养。这个观点完全是错误的！请你一定不要有精神压力，认为自己应该给宝宝做健康的食物，而不是给宝宝喂成品粥。因为你给宝宝做饭会占用很多时间，你可能根本就没有做饭的时间。当你给宝宝做好粥后，你又要琢磨，粥里的营养是否符合宝宝现阶段发育的需要。

　　如果宝宝不吃的话，或者两分钟后把吃进去的粥又吐了出来，那么，你只浪费了一点儿金钱，而没有浪费两个小时的劳动。

为宝宝挑选食品

　　成品粥是很好的食品，在德国有很多种品牌。许多添加物都是有机产品，而且粥的价格也不贵。成品粥尤其适合外出携带，路途中你的宝宝也能享受美味。当然，新鲜的食品更好，你能为宝宝亲自下厨会更棒。你做的饭有另外的味道，更像"真正的饭"。同时，能为宝宝做饭也让你感到自豪，感觉自己是一位完美的妈咪。

　　当宝宝长到 8 个月大时，在给他（她）选择食物时你有更大的余地，可以进行多种尝试，也可以给宝宝喂食一些你自己吃的饭菜。刚开始时可以加一些宝宝喝的奶，所有的食物应该用勺子碾碎。以后在粥里陆续增加一些块状的食物，宝宝会慢慢适应的。

！重要说明

有很多食物能引起过敏或者消化不良，为了安全起见，1 岁之前最好不要食用。宝宝未满 6 个月大时，不要食用含有谷蛋白的食品。由于存在沙门氏菌的风险，宝宝 1 岁之前只能吃煮熟的鸡蛋，不能饮用牛奶，因为牛奶里的铁含量太低。当你不能确定某种食品是否适合宝宝时，请咨询儿科医生。

当宝宝长到 9 个月大时，不用再给他（她）喂粥，可以试着喂块状的食物，甚至可以喂小块的面包或者点心。在这个阶段喂宝宝的食物完全由你自己确定，不过在选择食物时要考虑到，当宝宝被噎着时你是否能轻松地处理。当我给孩子喂饭时，一声轻咳就会让我变得神经质，紧张得要命。其实宝宝不会被噎着，他们很快就能使自己的食道畅通。我最怕给孩子喂食胡萝卜，我的孩子只要吃一小块就会噎着，几个孩子都是如此。烤面包片是我的最爱，其次是梨子、西瓜和香蕉。这个时候孩子的生活还比较简单，在带宝宝外出时可以让宝宝啃食一些烤制的食物或者一根香蕉，你的宝宝会心满意足，能一直坚持到回家。

重要提示：千万不要在宝宝食物里加盐！宝宝还不能消耗过多的食盐，你觉得美味的东西，可能会把宝宝置于半死的地步。清淡无味的食物才合宝宝的胃口，所以要给宝宝单独做饭。

生态宝宝

无论我们的宝宝多么可爱，他们对环境来说都是沉重的负担。虽然我们没有环保主义者那样的雄心壮志，但我们大多数人还是为地球的将来担心，想为人类的家园做点贡献。

如何才能为环保做贡献呢，试试以下方法。

给宝宝买二手衣物。宝宝穿什么对于他们来说无所谓，尽量给他们买二手货（在德国有很多二手儿童用品商店）。你可以给宝宝购买名牌二手货，能从朋友处获赠当然更好，你的宝宝用过这些东西后你还可以再转送给别人。

不买塑料玩具，买纯棉玩具或者木制玩具。但是，不要买用热带木材制作的玩具，而是买用可再生木材制作的玩具。

请使用传统尿布（如果可能的话）。

不要购买过度包装的商品。

购买批发商品。既节省包装，又经济实惠。

尽量不开车。买一辆带儿童座椅的自行车，然后再给宝宝买一个头盔，骑自行车出行，或者尽量使用公共交通，你还可以选择步行。步行是免费的锻炼！你还想要什么呢？

使用绿色清洁剂。

衣物不用洗得太勤。尽量不使用衣物干燥器，以免损伤衣物。

使用只含天然材料成分的婴幼儿护肤产品。

环保尿布

环保尿布指的是能够循环使用的尿布，与一次性尿布相比，在制作上更加考虑对环境的保护。如果使用一次性尿布的话，那么，为了获取足够的制作这些尿布的纤维素棉，仅仅为了一个宝宝每年就需要砍伐两棵树；而这类尿布的分解至少需要几百年的时间。

现在所说的环保尿布与传统尿布有天壤之别，环保尿布的品种很多，有很大的选择余地，密封性能好，舒适度高，轻薄，易干燥。在德国甚至有专门清洗环保尿布的洗衣店。请选择可循环使用的环保尿布，请从琳琅满目的商品中挑选出最实用的。

商业清洗尿布的收费高于普通洗衣店，这是理所当然的。设想一下，有谁愿意无偿清洗别人家孩子的屎尿？实际上，大批清洗并不复杂，而且又环保，因为能节省水和洗涤剂。

如果你经常带宝宝旅行或者外出的话，你最好选择一次性尿布。我不得不承认，在我建议你使用环保尿布的同时，我自己给孩子使用的却是一次性尿布。这一点我非常惭愧。由于职业的原因，我经常带孩子外出，这也是不得已而为之。

我不喜欢你，妈咪

"2001 年 4 月 15 日，菲欧贝不喜欢我。"

"我不知道为什么她突然不喜欢我。我怎么惹着她了？这一周她用尽了各种手段激怒我。只要她爸爸一回家，她就跑过去亲他、让他去起居室陪她一起玩。而我一整天都在努力，希望我做的一切都能符合她的心意！晚上睡觉的时间到了，她一把推开我，并且说：'不要你，要爸爸，读书。'真是让人受不了。我尽量克制自己，不让自己激动，不让人看出来我有多么恼火。但是，事情的发展越来越糟。"

在宝宝的坦诚和衷心面前，最著名的好莱坞影星也会黯然失色。

但愿你能明白，虽然你天天与宝宝在一起，但每天的情景各异：宝宝会突然从一个发育阶段进入到另一个发育阶段，就像你穿破一双连裤袜那么快。宝宝所表示出的偏爱只是一种情绪化的流露，让人捉摸不透，但的确能激怒人：你整天照顾宝宝，在没有任何征兆的情况下，他（她）可能会认为你是个女巫，而爸爸却变成了超人。

请你不必为此担心，宝宝拒绝你的行为很快就会过去，你将重新赢得宝宝的信任。至于宝宝为什么会这样，没有人能解释其中的缘由，这也不是宝宝的错。你的宝宝还会像以往那样爱你、与你亲近。

小伙伴

不仅是你现在需要新朋友，某天你会突然发现，宝宝也在寻找另外一个宝宝的面孔，想用小手抓对方的眼睛，扯对方的头发。宝宝们必须学会分享。转眼之间你就该考虑如何给宝宝庆祝 1 周岁的生日，你可以请几个小伙伴来你家里做客。请不要在你宝宝的脑门上贴上"我没有朋友"的标签。

如果你打算周岁后送宝宝去托儿所，问题也不大，因为宝宝可以在那里找到伙伴。不然的话，你的青蛙王子没有与外界接触的机会。你要认真考虑，如何才能给宝宝创造接触外界的条件。

为什么要给宝宝找玩伴呢？原因有很多，下面列举几条最重要的原因。

宝宝们之间可以相互学习，虽然所学的东西大部分是错误的，但是仍然有一些正确的东西在里面；

他们相互传播病菌，从长远的角度看有利于他们的健康；

他们能学会如何分享玩具；

能学会防御；

能获得自信；

玩具组就像一个小社会，为他们以后上学打下基础。

你要学会适应宝宝们的游戏。当你看到一个两岁的壮实宝宝拿着一个金属玩具汽车砸向你宝宝的脑袋时，你肯定会惊慌失措，不会袖手旁观。请你把这一幕放在"宝宝成熟人格形成"的框架里看，就会变成宝宝宝贵的人生经验。

请注意你的表达方式

我经常说粗话，但是我并不觉得遗憾。在我的母语——英语里有不少内涵丰富、通俗易懂、表达到位的粗话，遗憾的是我没有使用。

但是，在家里我很小心谨慎。当一个4岁大的孩子说"爸爸是个恶棍"，也许只有3秒钟的搞笑时间，然后会觉得孩子的话是错误的。宝宝的耳朵很灵敏，尽管他们还不能清晰地表达出来，也不影响他们学一些概念的速度。我两岁的天使般的女儿对她的外公说："妈妈要把该死的猫咪赶走，它老是在园子里拉屎。"孩子说出这样的话让我感到羞愧。

在宝宝面前说话一定要小心，要提防他们灵敏的耳朵。尽量用文雅的词汇代替你平时爱说的粗话。

 小贴士

教你一招

一开始就把每天发生的有趣的事情说给你的宝宝听，虽然这种做法没有理论根据，但是，我对我所有的孩子都是这样做的，这个习惯一直延续到现在。这能锻炼他们的记忆力，对每天所学的东西加深印象。

尽管你的宝宝还不知道你说话的意思，也要坚持说给宝宝听："我们刚才看到了鸭子，然后荡了秋千，你还记得吗？"通过这种方法使宝宝脑子里产生新的神经关联。某一天，你带着爱因斯坦般聪明的宝宝去公园散步时，他（她）突然说出类似"鸭子"的词语，让你大吃一惊。宝宝会说"鸭子"这个单词了！你的付出有了回报。

你的行为和感受……

你会因此而恨自己

宝宝们是情感的考古学家，但是没有考古学家的仔细、认真，也没有考古学家使用的小毛刷。虽然他们没有任何工具，但他们会使出浑身解数，激发出你的各种情感：愤怒、伤心、绝望、幸福、恐惧、快乐、失望，最主要的是激发出你对他们的爱。

可能只需要几周时间你就能到达这种情感亢奋的状态，一个最小的、最微不足道的事情，就能使你的情感真正地表达出来，那种真实感能获得奥斯卡金奖。你的感受、你的所作所为，连你自己都不愿意相信。这很正常，这就是妈妈。

有一些事情你可能某天会去做，也可能永远不做。不要因此而惩罚自己，大家都一样。你不是一个怪物，也不是一个坏母亲，你只是一个普通的人，一个被逼到忍受极限的人，被一个只有你四分之一高的小人逼迫的，而你又认为这个小人纯洁、无辜。这就是现实。

你的痛恨

痛恨，一个多么沉重的词汇，甚至过于沉重。有时在一个月中你会有那么一次痛恨自己生的这个宝宝的感觉，哪怕只有几秒钟的时间。我的几个女友发现自己对宝宝有痛恨的感觉时，她们非常愕然，经常为此而忧心忡忡。让一个母亲承认这份感受也绝非易事，就如让一个女演员承认为自己的脸蛋担忧一样困难。

最好的解决办法是你立即接受这个现实：尽管你爱自己的宝宝、把他（她）宠上天，你还是会出现情感完全改变的时刻。现在你也许认为这种事情不可能发生，你也无法想象这样的事情。小心你家里的小考古学家，他（她）会让你的情感见到天日。任何事情都是可以变化的，也许你甚至对宝宝说，你恨他（她）。这话还没有出口，你就会感到懊悔，把痛恨的矛头对准了自己。也许这是女人的一个特性吧，可能与某个未知的基因有关。像苍蝇和虫子这样的小生物就没有这个基因，科学也无法解释这个现象。例如有的母亲身上有"这都是我的错，我把什么事情都搞砸了"这样的基因。切记，不要让这样的基因占据上风，它会完全淹没理智的思维和情感。

如果你曾经有过厌恶宝宝的时刻，那就说明你是一个非常可怕的人，应该把宝宝从你的身边带走，难道不是吗？事实并非如此！让我们暂且不谈这个话题，只观察一下导致你痛恨自己亲骨肉的某些情景，就会得出另外的结论。

起开脱作用的证明材料

在夜里，当你的小天使每三小时唤醒你一次，想吃奶了；或者因为尿布湿了而哭闹，向你发起他（她）的最后一次进攻。你起身给宝宝换尿布，把宝宝抱到你的床上，给他（她）温存、爱抚，尽管这会儿才早上 5 点半。这时宝宝拿起一本厚厚的小人书，恰巧用书角砸在你的眼睛上，拉扯你的头发，用脚趾甲刮到你隐私部位的痦子。难道你一点儿都不痛恨宝宝吗？

你刚刚为宝宝做好早餐——燕麦片粥，宝宝的目的不是吃粥，而是急于把粥抹在自己的脸上，还要把粥抓到自己毛茸茸的头发里，把剩下的一些粥不仅直接倒在自己的小裙子上（你马上就要给宝宝换衣服），而且弄得满地都是。在你给他（她）打扫战场时，他（她）把一只红色的记号笔扔到了洗衣机里，于是，你的白色 T 恤衫在洗衣机玫红色水里翻滚。现在你感觉如何？一点儿都不生气吗？

快速的、能激怒你的演练：把吃进去的食物吐在你的肩上、坐在童车里不让系安全带、把你的手机扔到马桶里，这一切都发生在半小时之内。到目前为止，任何一个正常人的忍耐都会达到极限，会失去控制。综上所述只发生在小宝宝的阶段，一旦他们长大，会走路了，能做更多的事情时，你想揍扁他（她）的想法更加强烈。当一个 3 岁大的孩子看着你的眼睛，然后把越橘汁洒在起居室的地毯上时，他（她）是故意这么做的，他（她）一定知道，你现在正在给小妹妹喂奶，对这种恶作剧无计可施。幸运的是，到你的宝宝长到 3 岁还有一段时间！

你会大喊大叫

大家都会叫喊，这不算什么。如果你的小淘气坚决不穿外套出去，而室外正在下雪，温度只有摄氏 3 度，你就很难给他（她）穿上这件衣服。他（她）会哭喊、用脚踢、推开你、立马变成一条活动能力超强的鳗鱼。

我也见过一些场景，有的孩子吐自己的父母，咬他们、抓挠他们、打他们，仅仅是因为不愿意穿鞋或者雨衣。在公开场合，孩子不会掩饰他们吸人眼球的表演，于是这时的哭闹更加让人难以忍受。

你偶尔会朝着孩子叫喊，可以理解；如果经常叫喊的话，问题就变得严重了，这种做法特别不好。孩子会学着你的样子到处叫喊，并且变得富有攻击性。双方相互叫喊的话，任何事情都不会有好的结局。你偶尔对孩子说："现在给我住手！"没有什么可指责的。另外，没有任何理由朝着一个小宝宝叫喊。如果你朝着 5 个月大的宝宝叫喊的话，那么，你应该找人谈谈这个问题。我们不能希望一个婴儿理解你发怒的原因，叫喊只能把宝宝吓得半死，请你一定要控制住自己。1 岁之后，孩子绝对能听明白你的要求，他们在朝着"理智的年龄"成长。

给宝宝小小的贿赂

贿赂是你哄宝宝特别有效的手段。如果你对宝宝说："坐好，我就给你一块巧克力吃。"那么，这样的贿赂手段很快就会失去其效力。

小宝宝比较容易被贿赂，通过这种手段可以让他们做一些不情愿做的事情，比如，让他们乖乖地坐在童车里、让他们把饭吃完、让他们多走几步，等等。但你要知道反复使用这种手段的后果。同时还要注意，只有在无计可施时你才能用巧克力贿赂孩子。最好对宝宝说："如果你走快一点儿，在回家的路上我们还能看鸭子。"我知道巧克力比鸭子更具有吸引力。

对宝宝应该有一定的约束

有关宝宝的行为举止能写一本书。在这里我不是要告诉你，不要跟着邻居学，给宝宝戴个塑料帽子。我要对你说的是：孩子良好行为的基础和走向社会的能力首先靠父母的培养。我将试着把我的做法介绍给你，希望这些经验在教育你的小混世魔王的时候能有所帮助。这些经验适用于 10 个月以上的宝宝。对小于 10 个月的宝宝可以先说"不"，然后开始慢慢立规矩。

小贴士

你可以这样做

试着从一开始就告诉孩子一切，给孩子讲明理由和原因。如果在没有说明缘由的情况下就对宝宝发号施令或者禁止去做什么事情，意义不大，不会起作用。我本人是这样认为的，我拒绝接受毫无缘由的命令，我想我的孩子也是如此。"你不这样做，妈咪会有麻烦"，这样的解释能有效果吗？

试着给孩子发预警。如果怎么样，就会怎么样的逻辑，似乎小宝宝也能听懂，立规矩时可以使用这样的逻辑。例如，如果你把光盘扔到浴缸里，就让你立即上床睡觉，明白吗？这样的预警能产生效果。

严肃对待预警恐吓。当宝宝真的把光盘扔到了浴缸里，你要把预警变成真正的惩罚，把宝宝放在床上几分钟，不然你的权威会消失殆尽。等15年后，如果你叛逆的小女儿想带一个你不喜欢的男友在家里过夜，她还会听从你的劝阻吗？

呵斥和警告时尽量用平静的语气。如果孩子惹我生气了，我会握住他（她）的双手，弯下腰，紧盯着他（她）的眼睛，用轻声、坚定的语气对他（她）说话。我开始这样做时，有时候忍不住笑自己太过愚蠢。一旦这样开始，就不能停止，半途而废造成的后果无法估量。

不要期待你的宝宝一次能记住你给他（她）立的规矩。我对自己的孩子从来不给予这样的希望，多说几遍孩子会记住的。

宝宝什么时候可以看电视

我可以立即给你答案：未满周岁的孩子是不需要看电视的，你不应该用电视代替临时保姆。你如果与宝宝一起看电视的话，要给宝宝讲所看到的内容。同时，确保孩子的确在认真地看电视。

我讨厌别人指手画脚，用老眼光看问题。但是，让一个6个月大的宝宝看电视也不对，尽管可以用看电视的形式哄宝宝玩。你为了做晚饭，想用电视吸引宝宝的注意力，试问：你为什么不给宝宝拿一些玩具出来？在你做饭的时候宝宝玩玩具，你还可以跟宝宝聊天。

关于甜食和糖

很奇怪，许多父母给他们的孩子吃乱七八糟的甜食，然后吃惊地发现，他们的宝宝不能安静地坐 30 秒钟的时间，精力也不能集中。知道为什么吗？

宝宝很娇小，对你给他们吃的东西都会做出反应，像糖、化学品类的添加剂会不知不觉进入到宝宝体内。对于宝宝来说，甜食是最可怕的，不仅会腐蚀宝宝的牙齿，而且不含任何营养成分，还容易呛着宝宝。

✦ 重要说明

下面的食物和饮料孩子应该慎用：

含色素的饮料。

巧克力里面所含的全部成分。咖啡因、脂肪、糖，这些适合你的宝宝吗？稍微吃一点儿无妨，千万不要多吃。

隐藏的糖。即使是果汁也含有糖的成分和隐藏的人工添加剂。在给宝宝喝之前，请你阅读添加剂说明，最少用 3 倍的水稀释后再让宝宝饮用，不要让宝宝养成喝饮料的习惯。

食盐。食盐几乎无处不在，宝宝对食盐很敏感，绝对不能给宝宝吃含盐的食物，在家里给宝宝做饭也不能加食盐。

脂肪。不仅针对孩子，也针对成年人。孩子只需要少量的脂肪，饱和脂肪酸是绝对禁止的。你的宝宝越是活泼可爱，需要的脂肪就越少，母乳里的脂肪能满足宝宝的需求。停止给宝宝喂母乳之后，可以让宝宝吃配方奶粉，以获取足够的脂肪，而不是让宝宝吃香肠。

我这里提到的大部分是常识性的东西，你是位聪明、能干的主妇，很注意自己的健康。在涉及宝宝时，对那些"不健康"的食品还是应该格外谨慎。

他是个天才

宝宝成长发育指标

事实：每一位妈妈都认为自己的宝宝是个天才，会在所有场合中不遗余力地提到这一点。

真相：她往往是错误的。

事实：每一位妈妈都会偶尔担心自己的孩子发育迟缓，但是她绝对不把这种担心讲给别人听。

真相：她往往是错误的。

要仔细地观察宝宝的身心发展。几乎每一天你都要考虑一下宝宝是否做了一些正常的、特别的，或者让人担忧的事情。他（她）这个年纪不应该已经会爬了吗？4周就开始长牙正常吗？我的宝宝为什么没有头发？他（她）刚才是真的说了"氟氯氢"，还是我的幻觉？

更糟糕的是，很多妈妈手里都有育儿书，书中有宝宝在不同阶段应该达到的发育指标。这足以导致大部分妈咪以一种近乎疯狂的方式去观察自己宝宝的发育。每一个宝宝早晚都会掌握这种里程碑式的能力，但是具体什么时候，为什么，只有天知道！如果你真想让宝宝达到书中所说的发育指标的话，那么，你可以试着加速这一进程。但是有的宝宝在会爬之前就会走路，这一点无法改变；而有的宝宝在其生命中的第一年里不断摔跤，不想站起来，这同样也很难改变。顺其自然吧！

不过，我在这里还是整理了一张宝宝发育指标一览表。如我所说，每个孩子的发育时间都是不同的。另外，这个一览表并不完整，但它至少可以让你大致了解宝宝在生命中的第一年里能具备哪些能力。

一个月左右

开始抬头。

他（她）的目光会追随着眼前来回晃动的物体，这能让你高兴好久。但是，对于宝宝来说一小会儿就够了，时间长了可能会让他（她）头疼。

它喜欢大的、丰富多彩的图案，也喜欢听音乐。

两个月左右

第一次真正的笑。（据说早期的微笑是通过腹腔内的气体完成的，我觉得不可信，而且也让人很扫兴。我相信有些宝宝很早就开始微笑……）

喜欢观察更精细一点儿的图案和颜色。

会抓握物体。但是不要给他（她）那些不允许放进嘴里的东西，或者是一些你马上要使用的东西：宝宝还不懂得放手。

三个月左右

作息周期更加规律。很多宝宝现在晚上一觉能睡 5 个小时了。如果你的宝宝还不能一觉睡那么长时间的话，你也不用担心，其他宝宝连续睡眠的时间也比较短暂，大部分的妈妈都会很快从睡梦中被吵醒。现在每天的睡眠时间已经基本能够准确地推断出来，这大大简化了你的时间安排。11:30 喝咖啡？没问题！

你的宝宝现在开始能够消化很多的单词了，所以你要不停地和他（她）说话，大约半年之后就能看到成效。

从现在起你的宝宝就开始牙牙学语，咿咿呀呀说个不停。这是我最喜欢的阶段之一。如果你假装听懂了他（她）的话，对他（她）点头、微笑、马上回应，你就可以和宝宝进行长时间的丰富多样的对话。虽然我也不太确定聊的什么内容，但我知道，这时的聊天内容应该不重要。

认识我，认识你。现在你的宝宝能够清楚地知道你是谁，在他（她）发出"妈妈"或"爸爸"的音时，能基本正确地看着你或你的爱人。

四个月左右

现在喂奶次数不用像一开始那样多了（噢耶！）。宝宝的胃变大了，吃得多，坚持的时间也长。

大约四五个月的时候如果宝宝能从俯卧翻身到仰卧，会让你感到非常惊喜。但这时宝宝自己还不能再翻身回来，需要你的帮忙。除非你觉得宝宝想扮演一上午的"背朝下的小瓢虫"。

如果宝宝特别饿或者你想在母乳之外给宝宝增加点辅食的话，那么，现在就可以给宝宝准备一些易消化的婴儿米糊。（参见断奶一节）。

熟能生巧。现在宝宝已经能很好地抓握了，一定要注意他（她）所能拿到的所有东西，因为不管拿到什么，他们会直接塞进嘴里。你那些值钱的珠宝首饰应该放在安全的位置，最好放在比较高的柜子里。

呀呀儿语。不要高兴得太早；或许你很快就能听到宝宝的第一声"妈妈"或"爸爸"。生活往往会捉弄人，"爸爸"这个音发起来更容易，宝宝一般先会发这个音，而作为母亲你付出那么多，这的确不公平。

躲猫猫！在这一阶段宝宝能了解因果关系，对能够遇见的行为做出相应的反应。你可以把手放在你的眼前，跟宝宝玩"躲猫猫"游戏。在接下来的一年里（甚至更长时间）可以继续玩这个游戏。

五个月左右

如果你的宝宝在接下来的几个月里自己能轻松自如地坐起来（开始时需要你的扶助），那么，对于你来说这简直是奇迹。宝宝的这种能力所带来的独立性会使你的日常生活变得轻松。如果你想让宝宝坐着，从现在起，外出时不必再随身携带摇篮和儿童座椅了。但是你要知道，宝宝要真正坐稳还需要一定的时间。宝宝坐着的时候应该在其身边放置一些垫子，防止宝宝意外倒在地上。

短暂的交流。或许现在你就能听到宝宝发出一些清晰可辨、涉及特定物品的声音，例如球、鸭、车、咖啡机等，有可能还不行，不要着急。

模仿。这个年龄段非常适合各种模仿游戏。在跟宝宝做模仿游戏时要注意场合，推着购物车穿过商店时做一个滑稽的鬼脸看起来有点儿傻。

六个月左右

你要时刻准备好看到宝宝第一次完整的翻身。现在就应该准备一个尿布台了，或者确保你在给宝宝换尿布时一直抓着他（她）。你去厨房做饭或者烧茶水的时候也不要让宝宝躺在地板上，因为有可能他（她）会翻滚到沙发底下。如果你的沙发下面跟我家的沙发下面一样，有很多滚落的硬币或者遥控器电池的话，就会很可怕、很危险。

从现在起宝宝越来越喜欢听你读故事。自宝宝出生起，你坚持给他（她）读故事终于见成效了。听到喜欢的地方宝宝会高兴得手舞足蹈，发出兴奋的声音。

七个月左右

完全被迷住了。如果你觉得宝宝的腿已经能够很好地支撑自身的重量了（当然还需要你一直扶住），那么，你就可以在门框上固定一个小秋千，为宝宝学走路做准备。在宝宝高兴地晃动秋千时，你也可以做自己的事情。我的宝宝很享受这项活动。

哎呀！通常是现在开始长牙。宝宝刚冒出来的小牙十分尖利，幸好宝宝在吃奶的时候很少咬人。如果他（她）一旦这么做了，你对此做出的反应要起到威慑作用，确保宝宝不会再犯同样的错误。

我要妈妈！这个年龄段的宝宝开始产生分离焦虑感。因此，将宝宝交给别人照顾可能会变得很困难（巧合的是：现在很多女性要开始重新工作），你想离开而不让宝宝在你身后哭闹、喊叫几乎是不可能的。被宝宝如此依赖很幸福，但你也会非常辛苦。

八个月左右

所有父母都很期待宝宝的第一次爬行，而当他（她）学会了爬行之后，你又会希望：他（她）不会爬多好啊！宝宝一旦学会了爬，你的生活就会变得无比艰辛，因为他（她）能爬向任何一个危险的角落，无论拿到什么东西都觉得好奇，然后塞进嘴里探个究竟。

站立。或许你的宝宝跨过了爬行阶段直接能够很好地站立。优点是：宝宝至少不会把所有裤子的膝盖都磨破。你的宝宝也不会感到沮丧，因为站立起来可以做更多的事情。如果你的宝宝喜欢扶着茶几或其他物体站立的话，那么，你一定不要远离，以便在宝宝要摔倒时迅速扶住他（她）。同时要注意不要让宝宝长时间站立，这会增加后背和胯的负担。

九个月左右

行走。现在就会走路了？好吧，这的确不能算是真正的会走路。但是大部分这个年龄段的宝宝已经可以走几步了，让人倍感激动。现在还没有必要给宝宝买鞋子；防滑柔软的地板袜既可以保暖也可以给予支撑。

说话。这也不算是真正的说话；但是现在宝宝已经可以清晰地发出很多音了。没有人能明白他（她）在说什么，但你能听懂，这就够了。

宝宝吃饭的时候可能会弄得乱七八糟，所以现在需要高一点儿的宝宝餐椅。如果你的宝宝喜欢自己直立坐着，应该把餐椅调高一个档次。

一岁及一岁以上

立规矩。在这方面我显然是个天才。在我妈妈大发雷霆之前我不停地考验她的底线（对不起，妈妈）。你的宝宝可能现在开始不断地尝试挑战你的底线，考虑一下如何给你的宝宝划定一个界限，以免宝宝做出过分的事情。

一岁的宝宝已经可以说很多单词了，甚至可能试着把某些单词连在一起，尽管他们自己意识不到，对他们来说仅仅是单词的罗列而已。

散步。这里说的是真正的散步。与你的宝宝一起散步成为了一种新的生活经历。虽然你不能迈开大步向前走，但是宝宝会觉得特别有趣，而你会注意到路面上一些平时几乎不会留意的石头、树叶、烟头、薯片袋和小木棍。多花点时间，尽量多地在周围进行这种漫无目的的散步，这对宝宝非常有利，能帮助他们学会"一切事情要慢慢来"的道理。

任性的宝宝。这个阶段的宝宝十分清楚自己不喜欢什么，也能够很好地把自己的不悦表达出来。遗憾的是他们往往不知道自己想要什么，所以你需要非常了解孩子，能把正确的答案信手拈来。

爱艺术的宝宝。现在可以开始做一些手工、绘画、素描等，但愿你的宝宝能对其中的某一些事情感兴趣。如果颜料弄得到处都是，偏偏就是不在宝宝面前那张巨大的纸上，你一定要淡然处之，这大概很难做到。一旦墙上被这个小艺术家画上了几笔，希望你也不要太在意。

 小贴士

对话

多好的主意啊：教你的孩子正常说话，与孩子说话时不要像在跟低能儿说话一样。听起来很可笑，不是吗？的确是的。但很多年轻父母恰好是这样做的。"我，球球？好吗？你，我，球球？"糟糕透顶！

我总是用正常的语调与我的宝宝说话，用正确的单词和完整的句子。简直是奇迹，他们早早就学会说话了，而且很快就能说完整的句子，也没有语法错误。

综上所述是你能观察到的、宝宝生命第一年里惊人变化中的一小部分。这好像是一瞬间的事情，简直让你欣喜若狂，没关系，这很正常，偶尔可以得意忘形一下。总的来说，宝宝生命中的第一年将是你和宝宝共同经历的最非比寻常的一年，不一定是最美好的，也并不总是最幸福的，但的确是最非同寻常的。

我们有时候可能会想，唉，让这一切快点过去吧，因为实在是太辛苦、太艰难，让人无所适从。顺其自然吧！试着去享受这一过程，它转眼即逝。

关于你自己

"出去走走"：只能怀念一下了

"出去走走"对于没有孩子的人来说是最容易被忽略的奢侈。你以前很喜欢出去，出门去取一盒牛奶、还一盘逾期未还的 DVD。有时候出门没有任何理由，就是为了看看世界是否依然如故。不用多想，说走就走。

遗憾的是在宝宝诞生之后（可惜宝宝不是"就待一会儿"），必须将这种简单、随性的行为深深埋藏。同样需要放弃的还有清晨的性爱、坐着吃饭和香甜的睡眠。

正常的生活应该是这样的：

一个美好的清晨，一位年轻女士需要一份报纸。她穿上鞋子和外套，拿起手机、零钱、钥匙包向门口走去。她这是要"出门去"。

有孩子的生活是这样的：

一位年轻的、有些神经质的、饱受睡眠剥夺之苦的女士，在失去理智之前想要带宝宝出门。接下来的 20 分钟她一直忙着找小袜子和能搭配的鞋子，不过无所谓，看到哪个就穿哪个好了。然后她试着给扭来扭去的宝宝穿上鞋袜，还有毛衣、外套，戴上帽子，之后还要找她自己的鞋子和外套。在这期间还要把因为太热而被宝宝甩出去的鞋子重新给他（她）穿上。钥匙找不到了，不知道被宝宝藏到哪里去了。你在尿布袋子里看到钱包，沾满了昨天洒上的牛奶，着实被吓一跳。照镜子时能清晰地看到左侧脸颊粉底的痕迹。非常费力地把婴儿车打开，等等。

最后她终于出门了，房间里到处是玩具，满地的饼干屑，一片狼藉。但她却没留意到钥匙还没有找到，也忘了带手机，或者她的连裤袜都抽丝了。她也根本记不起来出去究竟要做什么，肯定不是就想"出去走走"那么简单。

以往那些"说走就走"的美好日子一去不复返。但如果你真要外出的话，也有简单可行的办法，即对任何一种突发状况都做好准备。有了宝宝就意味着你早晚会面对各种突发状况，对这一切要做好心理准备。

带宝宝外出

外出必备用品：

纸尿裤；

湿巾；

安抚奶嘴（如果你给宝宝用的话。谢谢丽兹的提醒）；

小被子或小毯子（即便是阳光明媚的天气，也要给宝宝盖一下肚子和腿）。

此外还要考虑到以下物品：

小围嘴儿，可以给宝宝擦脸或者擦拭口水用；

摇铃、毛绒玩具、婴儿书或供长牙阶段的宝宝咬的玩具；

防侧漏的尿布；

给宝宝替换的衣物；

奶瓶或水瓶；

面包或饼干；

雨具或防晒用品。

如果有必要的话：

你自己替换的衣服（主要是干净的吊带衫）；宝宝可能会吐到你的衣服上；

一瓶水，还要给你自己准备点零食（照顾宝宝很容易感到饥饿、口渴，星巴克可不是游乐场的标准配备）；

尿布垫（不是必需品，但是很实用，如果公共厕所的尿布台让你感到恶心的话）。

如果确保"妈咪包"里有外出需要的一切，也就是说里面有足够的尿布、湿巾、玩具、换洗衣服、防溢乳垫和加餐，可以保证宝宝在较长时间内感到舒适，那你就可以很快出门了。如果你定期清理一下"妈咪包"，就不会发现装着3个月以前的、未清洗的奶瓶和发霉变质的橘子。

随性而为（本书最简短的章节）

每一位妈妈都想随性而为，为此付出的任何尝试注定会遇到阻力。她们只是想随遇而安，或者就是想有点儿自由。这多少有点悲哀，我仍然怀念"走，咱们出去喝点酒"的日子。你虽然已经习惯了受限制的生活，但还是有点儿遗憾；为了可爱的孩子放弃这些是值得的，但还是有点儿伤感。

外出就餐

对于年轻父母来说好消息是：带着新生宝宝外出就餐非常简单。这还是可行的，可以享受一下。放心去吧！

等孩子再大一点儿这就变得复杂了，但并非不可能。

下面是几条能让大家觉得更尽兴的建议：

给宝宝带一些能玩儿的东西。说实话，如果期待宝宝在你轻啜浅酌、细细品味的时候还能乖乖地、满意地坐在一旁的话，那几乎是不可能的。带几个宝宝最喜欢的玩具放在婴儿车里，再带上几本书；如果你把这些东西都忘在家里了，那你要发挥自己的想象力，利用餐桌上的东西哄宝宝玩儿。只有这样才能让宝宝高兴，才不至于影响你们吃饭。

不要想一直坐在餐桌旁边。在上菜的间隙或者在等待开胃酒时，带宝宝散步。让宝宝到处看看，每一次场景的转变都是为了让宝宝重新坐在桌子旁边做准备。

带点宝宝喜欢的食品和牛奶。或许你们二人都喜欢牡蛎，但是你家的小艾玛不喜欢。

如果你想准备充分的话就要提前询问一下，餐厅是否有宝宝餐椅。当然你也可以带上一个便携式餐椅。

让服务员给你安排一个靠角落的位子，尽量离其他客人远一点儿，在落座之前把所有调料、花瓶和看起来较贵的餐具放到宝宝够不到的地方，以免宝宝摔坏。

在点菜的时候请求服务员将宝宝的饭放在凉盘子里，尽快端上来。但是待饭菜不烫时一般还需要5分钟的时间。宝宝还没有那个耐心，等20分钟才能吃上饭。

如果你想给宝宝授乳，应该先查看一下餐厅的环境，若是你不愿意在大庭广众之下授乳，那就问问有没有一个安静的房间。如果必须在众目睽睽之下授乳的话，你可要鼓起勇气，做得自然些。

询问一下餐厅服务员，是否可以为宝宝稍微改变一下菜肴的烹制手法，以符合宝宝的口味。如果你的要求不是特别过分的话，一般餐厅都会同意的。

要考虑一下其他客人的感受。奇怪的是很多人在饭店或咖啡厅任由孩子喧哗吵闹，甚至会惹怒别人，而家长根本就不道歉，或者试着制止他们的噪音。这样做没有公德心，让人无法接受，请你不要这样做。

计划好离开的时间。不管你多么想再尝尝芒果汁的味道，但是如果到了该走的时间就要马上离开。

带着宝宝旅行

你带新生宝宝旅行的频率（或者根本不旅行）很大程度上取决于你以前是否经常旅行。如果你到目前为止就只在湖边住过几天，那你现在可能不敢去比隔壁小区公婆家里更远的地方了。（去隔壁小区？那就走吧！）如果你喜欢旅行的话，要么现在就开始学着带着宝宝旅行，要么就过苦日子吧。

我们以不同的方式成功地带着孩子去世界各地旅行，拖着破烂箱子回来的同时，也带回了很多使旅行和度假变得更加舒心的技巧。现在请允许我给你讲述一下我的一些不堪的旅行经历。

警告：在你想着带宝宝去旅行之前，你应该要深深地牢记一个事实，你不是去度假，只是去另外的一个地方生活一段时间。

对年轻父母要提出的首条建议是：

降低你的期望值

即便你的度假计划只包含下列内容之一，那也很有可能会让你失望：休闲、放松、文化娱乐、在飞机上看电影、浪漫、观察其他人、读一本书、性爱。

相反，你应该把期望值降到下面这个水准：

你到了一个地方，看到了一些美好的东西，经历了"太好了，我在度假"的时刻，然后回到家，没有弄丢超过三样重要的东西，没有提出离婚或者得了5种以上的外来疾病，就算是成功的旅行了。

只要你能接受在火车上不能看书，在候机大厅里不能漫无目的的闲逛、不能试用各种香水、买便宜的书籍，那你对即将发生的事情就有充分的心理准备了。

如果你真的在如此保守的预期下进行旅行的话，你就会感到非常开心。无论如何，度假中肯定会有好玩的东西。世界就在你的脚下，只是不要忘记带湿巾。

一切要慢慢来

虽然这一条适用于所有旅行，但带孩子的旅行尤其如此。临出门了想上厕所、宝宝不想坐婴儿车、宝宝突然便便了、找不到玩具、电梯故障、喷溅的果汁，这些只是拖延行程的一小部分突发状况。

如果乘飞机旅行的话，一般建议你在起飞前两小时到达，为保险起见，你最好能再多出 1 小时的预算，提前 3 小时到达机场。也许你得坐轻轨去候机大厅，或者坐汽车到大厅入口处，还需要爬无数楼梯或者还要坐电梯。你还需要时间把婴儿车折叠或展开，给宝宝系上或解开婴儿车的安全带，反复检查你的 6 件行李是否齐全，宝宝（当然是你自己的）和老公是否还在身边，还要考虑到去最近的洗手间也还有一段距离。当这些做完后，出发的时间就快到了。假如还能有一个小时的富余时间，你可以在玩具店里消磨这段时光，总比在最后一次登机提醒时，你把尖叫的孩子拖到 63 号登机口强得多。

自驾游的时间可能会因为计划外的停车（给宝宝换尿布、喂食、擦掉呕吐物，等等）而无限拖延，你要留出足够的时间。

整理行李的技巧

如果你需要湿巾的话，应该随手可取。

 小贴士

将不同大小的包整齐叠放

将食物、饮品、玩具、湿巾、尿布、书籍等单独放一个包里；所有宝宝物品单独放在"妈咪包"里。有好多次当我已经带宝宝进了更衣室才发现我带的包里装的是玩具和饮品，而装尿布的包在我老公那里，他却正在去买报纸的途中，而实际上他根本就没有时间看报纸。

另外，如果你要把什么东西放回包里的话，一定要确认没有放错包。在这方面做得越细致，旅行就会变得越简单。

提前计划好宝宝的小憩时间

在旅行当中宝宝也要尽可能多睡觉，因此，尽量在此之前多给他（她）点玩的时间。千万不要在出发之前 1 小时内给宝宝吃含糖或咖啡因的东西。我曾经在欧洲之星列车上和 3 个喝了碳酸饮料和含咖啡因饮料的小孩度过了一个夜晚，这么说吧，这次旅行真是不轻松。

 小贴士

带宝宝乘坐飞机

大多数宝宝在飞机起飞和着陆时耳朵会感到剧痛，虽然他们还不能说出哪里疼，但是，大部分乘客通过他们震耳欲聋的喊叫声就能注意到他们的不适。这时给他们喂奶或者水，也会有很好的效果。虽然我不确定这是否能缓解耳朵疼痛，但是嘴里含着乳头哭喊会有一定难度。

应该携带的物品

如果你是一位去沙滩度一个周末还要带熨斗、一件皮衣、八双鞋的女士的话，那么，你一定要好好读一读这一段，把它打印出来贴在箱子里面。

大部分宝宝在家需要用到的物品要么是完全用不上，要么是可以一个星期不用，或者可以在当地购买。这就为你的电熨斗省下宝贵的空间。

请携带：

湿巾，务必多带一些！

面巾纸。

几个安抚奶嘴。即便是你平时从来没给宝宝用过，也有可能他（她）现在就开始用了。

尿布，要带你估计需用量的两倍，不够时可以在当地购买。

带奶嘴盖子的宝宝水杯。我的宝宝在路上总是喝很多水。

几本宝宝图书，但是尽量不要带厚重的，以免占地方。

干的小点心（小饼干、杏干、米饼等等）。

一盒牛奶或者一瓶宝宝食品，以防飞机延误。

小玩具。玩具汽车、柔软的小球或者小动物玩具，会让3个小时的延误不那么难熬。玩具越多对宝宝来说就越有意思，但是要选体积小、好整理的多用途玩具。

扑热息痛糖浆，以防宝宝突然发烧或突发性疼痛。因为他们很愿意考验一下父母。

给你自己带一件干净的衬衣，因为你在飞机上穿的那件衣服在着陆时就会惨不忍睹。另外也要准备一件宝宝替换的上衣。

不需携带：

带吸管的袋装饮料。不能盖上，不方便饮用。

容易溢出或压碎的食物。面包干是最不适合的，湿的面包片会把所有东西都弄脏，而且几乎擦不掉。

体积大、占地方的玩具。不带也罢，在飞机上拿出一个费雪的弹出式城堡并不优雅，我试过。

贵重物品。在路上很容易丢东西，你最喜欢的东西肯定会最先遗失。第二个丢掉的就是从图书馆借阅的书。唉，真是的！

乐器。其他乘客对于让人抓狂的CD哼唱、钟声、摇摇鼓的反应有可能是暴怒，而不是喝彩。

所有必需品

如果你选择的是一个很棒的、特别适合宝宝的、全心全意为你服务的目的地，那么，这个单子就会很短。你只带一个宝宝喜欢的玩具、合适的水杯和奶嘴，你就能度过一个愉快的假期。

在其他的旅途中你也许会需要下面的一些或全部物品，取决于你是否是要在法国野营度假（天哪，带着一个小宝宝！），或者是计划在伦敦过一个周末。

便携式婴儿床；

轻便、可折叠的婴儿车；

雨具或防晒用品，取决于你要面临的天气状况；

小围嘴儿；

婴儿食品。旅行当中我们总是带粉末状的婴儿食品，因为比较轻；但是，带几瓶婴儿食品以备不时之需也是不错的主意。在大部分度假的地方都能买到婴儿食品，带着半吨奶粉、瓶装食品和宝宝喜欢的小饼干是非常不明智的。

尿布。现在尿布也几乎是随处可见，一般来说很容易买到宝宝常用的品牌。

如果你能记住这些细节，就能发现一两个还算轻松的日子与一个完全放松的度假周之间的差异了。

 小贴士

可以变得很简单

如果你想偶尔脱离这种整天围着孩子转、使用别人用过的换尿布台、必须立刻离开餐厅的生活的话，那么，就寻找一些能为带孩子的人提供方便的旅行社。在有些航班上特别方便照顾孩子。有些旅行社也可以按照你的需求为你专门定制，可以帮你寻找有儿童护理、保姆和婴儿床的酒店。所有问题都解决了！

很远的长途飞行

如果你能忍受与宝宝进行长达 10 小时的飞行的话，你就再也不会抱怨无聊的长途飞行了。那些没有孩子又喜欢抱怨因工作不得不进行"累人的飞行"的人，最好闭嘴吧！坐在那里看电影、有人提供饮食、10个小时不用被迫跟别人说话，多好啊！

带宝宝进行长途飞行需要勇气，但绝对是可行的，也可能不像你想象得那么糟，只是要比短途飞行多带一些奶粉和婴儿食品而已。但不用绞尽脑汁想办法多带玩具，你根本不需要那么多东西，因为宝宝会非常享受被空姐喜爱、被抱着在廊道上来回转的感觉。虽然这有可能会影响其他乘客，但是肯定不会带来太严重的后果。如果你希望宝宝大部分时间能睡觉的话，那你最好选择红眼航班。

炎热的度假地

宝宝不适合去天气比较极端的地方。把安提瓜岛作为明年的旅行计划，今年去一次马洛卡是非常明智的选择。

下面几件事情你应该了解一下。

脱水。宝宝很容易脱水，气温较高时需要补充更多的水分。除了正常的喂奶之外，务必给宝宝增加点凉开水。如果宝宝根本不喜欢用瓶子喝水的话，就试着用勺子喂。这虽然很费劲，但哪怕喂进去一点点，也比不喂好得多。

另外，你也要知道在你度假地"凉开水"怎么说。我还记得在威尼斯，我试着跟一个很帅的服务员解释了一下，于是他把所有的水都拿来了：苏打水、凉水、冰水、开水，就是没有凉开水。可怜的人！

 小贴士

重要信息

宝宝是否缺水可以通过触摸头顶柔软的囟门（颅骨尚未闭合的地方）来判断。如果囟门凹陷至头骨以下，则代表需要给宝宝补充更多的水分。囟门隆起有可能意味着脑膜炎，所以要时刻注意观察宝宝的头部。

阳光——对宝宝来说并不意味着享受。千万不要让宝宝在太阳底下暴晒，如果你这样做了，你就是一位非常不称职的妈妈。他们的皮肤还承受不了这么多的紫外线。另外宝宝也很容易中暑。被晒黑的宝宝对你来说是无法想象的。给宝宝使用防晒指数最高的婴儿防晒霜（阴天也要使用），在宝宝的胳膊和腿上盖上一层薄薄的纯棉制品，给宝宝戴上帽子，让宝宝待在阴凉的地方。要注意，脚背和手背也有晒伤的风险。如果能找到百分之百防紫外线的小太阳镜就更好了。当然你也可以选择在英国度假。

过热。宝宝非常容易感觉过热。所以要反复查看他（她）穿了多少衣服，要让宝宝保持清爽，也要注意他（她）是否补充了足够的水分。

寒冷的度假地

再次重中，最好避免这种极端。去年我们带宝宝进行了滑雪度假，假期至少一半时间都在忙着给宝宝穿、脱厚重的衣物。小家伙不喜欢，我们为买宝宝户外服也花了不少钱。真是疯了！

手脚冰凉。我的家人讲过这样一个故事，在我 1 岁半的时候我父母带我在摩拉维亚进行了一次 10 公里长的雪橇之旅，而我不停地大喊大叫。到家 3 个小时之后才有人发现我的手脚都已经变成了紫色。大家的洞察力真强！这个故事告诉我们，即使你给宝宝从头到脚包裹得严严实实，他们的手脚还是有可能变得冰冷。

脱水。参见上面的介绍，冷空气一般都很干燥，要给宝宝额外补充水分。

头部保暖。你知道吗，人身体 30% 的热量是经由头皮散发的。如果这是真的，你最好给宝宝戴一顶保暖的帽子。耳套也很有必要，首先，这样看起来特别可爱；其次，对宝宝的耳朵起保护作用，因为他们很容易耳朵疼。

过热。通常情况下，寒冷地区的居民为了平衡这一状况，会将房子、商店和咖啡厅加热到难以承受的地步。这很烦人，因为你每次进去的时候必须要脱外套，可能在你开始看菜单之前宝宝已经感觉过热了。要记住，时刻做好为宝宝快速脱下几层衣服的准备。

结论：只要你精心计划，做好应对各种糟糕状况的准备，带宝宝旅行其实很容易。我的很多做了妈妈的朋友发现，自从宝宝出生之后，她们比以往外出旅行的机会多了，因为她们现在经常需要换个环境，也想带宝宝看看这个大千世界。

你家庭发生了变化

如果生育只意味着有了一个孩子，是多么容易的事情，其实就是这样。但是，宝宝实在太聪明了，必须让你全部的生活去适应这个小家伙，包括你的家庭。

你看到过那些完美无瑕、一尘不染、整洁到别人都惊呼这里是否有人居住的房间吗？在这些家里面挂满艺术品，看不到一件塑料玩具。这些画面统统都是设计出来的，有孩子的家庭不可能是这样的。摄像头后面放满了宝宝的杂物，在拍照结束之后会重新堆到原来的地方。

好消息：宝宝出生后也可以生活得很美好。但是，你家庭的和谐会遭受明显的冲击。为了缓解冲击，你需要对家里的布局稍作改变。

你需要更多的空间

你的世界会变得比想象中的更加杂乱无章。存放宝宝杂物的空间越大越好。如果你不相信我的话，你可以再回头看看我宝宝的杂物清单，试着想象一下你的房子里堆满这些乱七八糟的东西会是什么样。如果不把内墙拆掉走廊里就放不下婴儿车的话，那你现在就该找一个大一点儿的房子了。

安排，整理，宜家

如果搬家不现实的话，那唯一的解决方案就是把所有东西重新整理一遍。

尽量好好收拾、整理。在每个房间中都腾出一些空间存放宝宝的物品。把没用的东西统统扔掉。

留出一个宝宝专用的空间。在厨房留出一个抽屉专门放置小瓶子、奶嘴、盖子、杯子、塑料盘、小围嘴儿和毛巾。再准备一个小橱子存放各种宝宝食品：奶粉罐、瓶装的婴儿食品，等等。这些东西放置得越条理，生活就越轻松。将宝宝的药品与成人的药品分开存放，可以降低你不小心将痔疮膏涂到宝宝湿疹上的风险，或者把你昂贵无比的、抗衰老美容修复保湿霜浪费在根本不知道它价值所在的小人儿身上。

在家里找一个可以晾晒很多衣服的地方。尽量将卧室保持在没有孩子的状态，这样可以给你提供一个逃离混乱的避难所。

这样可以保证宝宝在家里的安全

抱歉，我必须在此提醒大家，宝宝根本没有任何的判断力，自己在户外的生存时间也就是一到两天。为了控制必须去急诊室的次数，或许你该考虑一下怎样在家里保证宝宝的安全。

我读过一些如何保证宝宝在家里安全的建议和意见，有的建议会让我暴怒、抓狂。不知道这些人为什么会认为我们当妈妈的很愚蠢？在这里举几个特别搞笑的、关于健康和安全的愚蠢建议让大家开心一下，如此迂腐的建议，能让人惊掉下巴。这些话虽然没错，但是真的有必要这样说吗？

把剪刀和火柴锁起来。哎呀——小家伙总是想要伸手去抓这些东西嘛。

刀片之类的东西不要放在宝宝能触及到的地方。哦，不然呢。

门要一直锁好，以免宝宝夹伤手指。试问，在一个所有的门都锁好的家里如何生活？

给浴缸的水龙头上装上好玩的、可以充气的软垫，以免碰伤宝宝。

难道在宝宝洗澡时，你不必坐在浴缸里好好照看他（她）吗？

你现在明白我的意思了吧。没有哪一个妈妈（至少我熟悉的人里面没有）会把家按照这些建议布置得这么"安全"。宝宝学得很快。当然我会把所有家具的棱角都包上防撞条。但是我会想：如果我的孩子在家具的棱角上碰了几次头，他们就会知道，以后要绕开这些东西。我的孩子会在家里经常摔倒，磕磕碰碰不断发生；但是，只有这样他们才能学会保护自己。我从来没安装楼梯护栏和安全插座，我的大部分朋友也都没有这样做。虽然我曾经买过一套"给宝宝一个安全的家"的装备，但是它已经在冰箱上面放了3年，布满了灰尘，最后我在学校附近的跳蚤市场上把它卖了。估计它现在也在别人家的冰箱上面当吸尘器呢。

关于宝宝安全问题就谈到此。但是我觉得有必要再仔细检查一遍家里是否存在安全隐患：没有网格的开放式壁炉，或者放置在离地面较低处的武士刀藏品。这两项是我在这种情形下首先想到的。但你如果一直陪在宝宝身边，时刻关注他（她），就不会有任何意外发生。

我还想再给你提几条建议：

千万不要在无人看护的情况下让宝宝坐在高脚椅上，无论他（她）是否吃饭，有可能会呛到或者摔下来，两者都很危险。

把电线藏起来，或者尽量缩短它。因为宝宝喜欢拽垂下来的线，他们不在乎线的那头是否连着一个很烫的电熨斗。很符合逻辑，对吧？

我总是非常害怕孩子会把塑料袋套在头上。希望大家都已经把这些袋子放到宝宝拿不到的地方了，我只是在杞人忧天而已。

要把锅柄转到灶台的内侧。这一点非常重要。

要把所有的贵重物品，如录像机、DVD机、收藏的唱片、精致的宝石以及昂贵的蜡烛放到较高位置的架子上，因为宝宝一转眼就会爬了，他们要么会把这些东西弄坏，要么就会吃进嘴里，甚至有被噎到的危险。

所有地板都要易于清理。即便长毛绒地毯现在非常流行，在你读到这本书的时候，最好选择木地板。否则，你就会像周六晚上的酒保一样不得不清理很多撒到地上的汤汁，而且还掺杂着食物残渣。地垫和地毯：不要。

只要运用你的生活常识冷静地想一下，哪些事情会危及生命，哪些事情只需要你仔细留心就行。另外还有，尽管你把家里和花园布置得很安全，采取很多的预防措施，但是，宝宝还是不知道什么时候就会受伤，通常是因为你的过失或疏忽导致的，你会深深地自责。宝宝越好奇、越任性，情况就会越糟糕。但是生活就是如此，就像我再次在急诊室等待医生治疗我新的割伤、烧伤、擦伤或其他类似的损伤时，我爸爸常说的那样：疤痕才能让人变美。如果真是这样的话，我看起来一定非常美！

我美丽的家去哪了

你费了好大的劲把家收拾得"干净整洁"，而现在突然变得面目全非，这的确让人抓狂。

在我第一个宝宝出生之后的几个月里，我都非常厌恶家里的凌乱，看起来就像是炸弹刚刚在玩具店里爆炸了一样。

下面几条建议可以让你即使有了宝宝也能把家打理得不错，以及如何快速简单地整理房间。

买一个漂亮的大箱子装宝宝的玩具，晚上的时候可以把所有的东西扔进去，这样房间很快就整理好了。如果可以把东西塞进家具里（例如带存储空间的条凳）就更好了。

所有房间都照这样做，也不要忘了浴室。在水轮和塑料小鸭的包围下放松地洗澡是很困难的一件事。

最好把玩具箱放进封闭的柜子里，而不要放到架子上。放到柜子里后，这些东西就真的看不见了。

关于花园

花园固然很美。但是，一旦你有了宝宝，花园里到处都有潜在的安全隐患，而这些你以前从来没考虑过。

这里有几个例子：

花园池塘不是绝对不能有，但如果池塘正好在阳台门和草坪之间的话，最好把它填平，因为宝宝会爬后肯定会朝这个方向来的。

有毒的浆果：茉莉、槲寄生、颠茄、丹参。

有毒的叶子：铁杉、红豆杉、杜鹃花、铃兰和夹竹桃（哦，对，还有滴血的心，这是不言而喻的）。

还有数以百计的有毒植物，可以引起各种疾病，从腹泻到抑郁症。但是也不必因此就把整个花园都用土填平。不要让宝宝和小朋友自己在花园里停留超过一分钟的时间，也不要把婴儿车放在颠茄丛下面，这样就没问题了。

如果你的花园没有围栏，一不留神，会爬的宝宝就会溜到邻居家去视察。因此，围栏是最好的解决方式。等你的孩子进入青春期后再安装电围栏吧。

你的车应该做哪些改装

婴幼儿在车里几秒钟就能留下一片狼藉的景象，要定期用吸尘器清理，除非你能忍受整天载着一堆垃圾到处跑。

有必要对你的爱车做以下改变：

拆除或停用副驾驶安全气囊。因为在宝宝生命中的第一年或者更长时间之内宝宝可以坐在你旁边，还用我再多说什么吗？

检查安全带。安全带要足够长，能够绑住整个安全座椅，有些安全带太短。

车上放置一些玩具和书籍。如果你突然要出门的话可能会太匆忙，忘记带玩具，宝宝在短途乘车时也需要几个小鼓、小摇铃、布书之类物件，供他们玩耍。

在你能触及到的范围内存放足够的湿巾。有关湿巾的使用我都可以再写一本书了。对于面巾纸来说同样如此。

准备一些儿歌 CD，这样至少能让小家伙在乘车的时候感觉轻松点。不管你跟着唱"我的小鸭子"时看起来有多傻，重要的是能让宝宝不哭不闹。

全新的关系

现在所有的事情都涉及你和孩子之间的关系的建立，因此，很容易忽略生活中其他关系也可能发生的很大改变。你对老公的感情，以及跟他的谈话永远也不会跟以前一样了。你那些没有孩子的老朋友在来访的时候,要么完全不知道该说什么,要么就干脆不来探望你了。或许你还没注意到,你的父母忽然变成了祖父母。仅仅这一点就已经是巨大的变化了。但压根儿没人说生活是很简单的事情!

你的老公

孩子出生,对于完美的情侣来说是最美好同时也是最糟糕的事情。

首先是最美好的事情:

你们夫妻二人孕育了一个新的生命。没有什么能将你们二人联系得如此紧密,一生一世。

原本亦是如此,但变化绝对是巨大的。

现在是最糟糕的事情:

> 你可能对孩子爱得更加狂热,超越了对老公的爱;
>
> 你几乎再也没有时间过二人世界;
>
> 性生活成为难得的例行公事;
>
> 突然之间会有很多新的事情让你们意见不合,以致争吵;
>
> 你们当中会有一人不再工作,这也是导致双方产生矛盾的根源之一;
>
> 现在你们二人一切都是围绕着孩子转,而不会再去关注对方身上戴的漂亮饰品;
>
> 你给宝宝的爱和温存比给老公的要多;
>
> 你们二人会互相暴露性格中全新的、可能不那么讨人喜欢的一面,等等。

细心的读者可能会发现,糟糕的事情比美好的事情要多很多。聪明的人可能会得出结论,如果还想要一起度过明年的圣诞节,现在就必须要好好维系你们之间的关系。

为什么有这么多的情侣在宝宝出生之后很快就会分手,这里有一个很好的理由:如果两个人的关系仅限于每周只能和对方说一个小时的话、每半年才一起外出一次、一方嫉妒另一方的生活、几乎没有性生活,婚姻最终一定会走到尽头。

这是明摆着的事,让人欲哭无泪。越来越多的家长会在为人父母最初的兴奋感褪去之后不久选择分手,因此,担心两人的关系会以这种方式结束是完全正常的。一旦意识到了这个问题,那么你便赢得了这场战争的80%。性生活能帮助解决另外10%的问题,余下的问题可以通过找一个保姆来解决,而又不必花费一大笔金钱。

下面是值得一试的、最好的关于拯救关系的建议:

每天都谈论一些与宝宝无关的话题。

晚上尽量一起吃饭,不带宝宝。一周几次应该还是能安排出来的。现在我要提醒你一下,等宝宝再长大一点儿会更加困难,所以尽可能地享受一下吧!

至少一个月请一次临时保姆,在这个难得清闲的晚上做一些你以前没有宝宝时经常做的事情。

保持原来的爱好。如果你一直不出门的话,除了宝宝以外就会没什么可聊的。

要控制住自己,不要在他一进门就去跟他发牢骚。最好等上半个小时,这样看起来就不那么像一个怨妇了。

不要将你们二人发展成保姆二人组。大部分的夫妻都是这样,而且这种状况很难改变。上午你照顾宝宝,下午他照顾,晚上一起照顾,彼此之间几乎没有交流。一定要小心进入二人组的陷阱。

不要拒绝性生活。说起来大家都明白,但是有时候往往会忽略这一点,事后才会觉得遗憾。

嫉妒，愤怒，认可及其他的善意

多年来我和我（很棒的）老公之间为琐事而不断地争吵，由此我得出一个结论：我们之间意见分歧 90% 都是同一个原因：嫉妒对方每天所做的事情，强烈地渴望对方认可自己的付出。

在家里照顾宝宝是一项伟大的事业，不仅几乎得不到什么奖励，而且也不允许你有任何喘息的机会。现在你大约也意识到了这一点。当你看着孩子的爸爸每天早上出门，知道他不必一整天都忍受噪音、凌乱和辛苦的劳动时，心情会感到越来越沉重。你被困在家里的状况更加让你感到沮丧，在这种情况下产生嫉妒的心理是很正常的。相反，你老公却看到你在家里一整天都悠闲地与可爱的宝宝在一起，亲他（她）、跟他（她）玩笑嬉闹；而他却每天在路上奔波，整天都要围着一群他根本不想认识的人开着紧张的会议，回到家里已经疲惫得无法做一个好父亲了，更加糟糕的是，迎接他的女人不愿意再与他同床共枕。

当孩子的爸爸回到家听到你说："我这一天真的很辛苦，你根本就无法想象带孩子是多么艰辛的事情，而你就这么悠闲地坐着看我洗碗？"你也要料到他会回答说："抱歉，我也工作了一天，快累趴下了。"救命啊！虽然两者都有道理，但是，这样的争吵没有意义，也没什么好处。如果你们二人能赞扬对方几句，相互之间的配合就能好很多。这就是典型的"邻居家花园里的樱桃总是更甜"。我认识的所有父母都有类似的经验。如果你还不能理解，夫妻双方的工作都有好的和坏的方面，不能互相帮助克服不好的一面，家里肯定总是充斥着争吵，这样的日子会让你们二人感到索然无味。

成为爸爸后的感觉

关于这个问题我问了我孩子们可爱的父亲几个要点，得到了下面的答复："嗯……，我也不太知道。"他是一个很少说话，但是会字斟句酌的男人。

然而，通过多年来关于孩子和家庭这个问题的调查发现，成为爸爸几乎与成为妈妈一样让人恐惧，只是爸爸不会受到关注，也不会得到帮助去处理自己的情感问题。（我也希望：我们毕竟有了孩子，小伙子们，不要再袖手旁观，在道义上要支持我们，啰唆一些成功的道理给我们听！）为了更好地维系并发展你们夫妻间的关系，宝宝不只是与你，同时也要与爸爸产生亲密感，现在我给你讲讲关于如何做爸爸的事情，希望对你有所帮助。

爸爸有时候会感到被忽视、孤独。 特别是在怀孕期间，所有的注意力和关爱都集中到了你和你的肚子、你的身体以及你的心理活动上了，这是合情合理的。他只能站在旁边点头，给你更多的认可。但或许他也对即将到来的改变感到不安，有点儿被排除在外的感觉，羡慕你与宝宝亲密的关系，内心极其渴望能有人问一句："你感觉怎么样？"

爸爸不只是精子的提供者。 如果你只是想要得到精子，有大量的机构可以满足你的要求。但是，如果你是想要给孩子找一个爸爸，给你自己找一个一生的伴侣（或者至少大半生），那么，孩子的爸爸也需要一些关注和关爱，而且他在家里需要有一个明确的定位，他不仅仅是赚钱的机器和把马桶圈抬起来的人。

爸爸需要性生活。 男人非常喜欢性爱（这一点你已经发现了）。如果做爱的频率仅仅与一首好歌能在欧洲歌唱大赛上获奖的几率一样高的话，那么，他的失落、沮丧和被忽略的情绪就会无法抑制。这绝不是危言耸听。如果你不能满足老公这方面的需求，而且两个月之后他还没有变得烦躁或沮丧的话，你最好调查一下为什么他突然要经常加班。要么他从别的地方得到了性爱，要么是他的睾丸爆炸了。

孩子的爸爸想念他的老朋友。 大部分男人也喜欢晚上跟好友一起出去，就像我们的"闺蜜之夜"一样；如果他们因为宝宝腹痛或者妻子情绪不好而被迫每天晚上都待在家里的话，长此以往他肯定会非常不满。可能会设法提出抗议："我无所谓，我过得比你辛苦多了，你给我按按肩膀怎么样？"如果你能让他偶尔跟朋友出去喝点酒，你们二人一定会相处得更和谐。

尽管放手让他去做。 大部分爸爸也很愿意给宝宝换尿布、洗澡，逗他们玩。只有这样才能与宝宝建立亲密的关系，同时也能体会到自己的重要性。如果你每次都打断他说"不行，不是这样的，她喜欢先穿袜子再穿裙子"，他会感觉受到了歧视，就像你从怀孕起就一直放在衣橱里备

受冷落的普通内衣一样。尽管放手让他去做吧，虽然一开始会失败，慢慢地他会找到自己成功的密钥。通常情况下，爸爸们不是没有能力，他们的效率也没有那么差；我经常不得不把我自以为是的意见吞到肚子里去。

爸爸时间。怀孕有一个巨大的优势：与爸爸相比较，宝宝出生时妈妈会感觉与宝宝的关系更加亲密。因为男人无法在出生前与宝宝建立联系，因此当宝宝出生时，他们多少有点儿"事不关己"的感觉。

由于时间上的缺失，对宝宝的喜爱之情只能通过尽可能多的与宝宝单独相处来弥补。"爸爸时间"一般安排在晚上或者周末；很多我认识的爸爸们会在正常的家庭时间里定期安排额外的"宝宝时间"。只要宝宝和爸爸之间的关系日渐亲密起来，你就可以去健身，做些有趣的事情或者干脆就去超市逛逛，不用拖着所有的宝宝物品。这也是一种非常聪明的方式，让他体会一下，就算是最基本的照顾宝宝的任务也是这么复杂，以后你就会为你的付出获得更多认可。这是一个多赢的、完美的解决方式。

注意：对于大部分男性来说，照顾宝宝一天就仅仅意味着看护宝宝。不包括收拾玩具、清理宝宝的涂鸦、收拾弄得乱七八糟到处都是的橡皮泥和胶水印等；弄点吃的东西、下雨的时候收衣服、遵守你辛辛苦苦制定的严格的宝宝作息时间、去银行，其他一些你每天照顾宝宝之余还要做的乱七八糟的事情。因此，在生了宝宝后，所有夫妻都更容易发生争执，你要做好心理准备，考虑一下可以做哪些改变。

爸爸会嫉妒。爸爸们经常会变得嫉妒宝宝，因为宝宝比他们更经常得到亲吻、拥抱，也得到更多的关爱。爸爸经常也会嫉妒你，因为你与宝宝的关系这么亲密，爸爸还总是会认为，他要出去赚钱，而你却整天坐在家里享受与宝宝嬉闹的乐趣。

爸爸在家的时候，你不要一直黏在宝宝身边，也要经常拥抱亲吻他，这或许会有用。告诉他，他很棒，目的是让他知道你还一直这么爱他，这样他就会成为一个更加幸福的爸爸。

内疚。太好啦！男人也会有内疚和挫败感。很多做了爸爸的朋友们说，他们每天早上去上班的时候会有强烈的负罪感；如果他们不得不出差几天的话，这种感觉就会更严重。想想看，这是值得的！

产后抑郁。是的，男人也会产后抑郁。有些人可能会认为，男人的产后抑郁仅仅是想表现出同情。但事实证明，男人的确会表现出女性产后抑郁的典型症状。所以要多给他一点儿关心，在他看起来有点儿不对劲的时候问问他是否一切都好。

共同承担一切

在 21 世纪，期望一个女人承担所有家务而男人白天赚钱晚上喝酒，是不现实的。认为职业女性都不是好妈妈而在家照顾孩子的爸爸都是没出息的人，这种观点现在也已经过时了。事实上，现在还持有这种观点的人才是真正没有出息的。

分担家务是很重要的。只有这样才能让孩子的爸爸体会到你每天的付出，他不仅仅是一个性生活饱受压抑的提款机，还是真正的家庭成员。他没有理由说："我工作了一天，我不想回家洗碗或者喂宝宝。"一个说这样的话的男人是可恶的混蛋，不该让他做男人。但这个问题很棘手，在我家（以及很多家庭中）经常发生这样的争执。

你重返职场后，让其他人分担家务是非常合理的。很多我的熟人早就重返职场了。尽管如此，其他人还是期待着她们回家之后会承担所有家务、照顾宝宝；希望她们会乖乖地挽起袖子，而不会说："亲爱的，你是在逗我吗？"可惜的是，问卷调查显示，大部分家庭依然如此。或许我们不得不接受这一点，就是我们比老公更希望家里干净整洁。但是自己主动去"做"和被别人"期待去做"是两码事，不要混淆。

认为男人不能同时做好几件事是完全错误的。他们当然可以，这无非是一个熟练的问题。把男人当成没用的、没头脑的、笨手笨脚的木偶一样嫌弃是不对的。尽管把更多的事情交给他们好了，他们一定能完成得非常好。在经历几次把晚饭烧糊或者忘记归还图书馆借阅的图书之后，就像建乐高积木塔一样，熟能生巧。

祖父母

如果你觉得接受一个"全新的我"有点儿困难的话，那么，现在就要做好与新晋升的祖父母见一面的准备。如果你有了孩子，你与父母特别是和母亲的关系可能会紧张到你所能承受的极限。在发生激烈争吵之前最好及时考虑一些应对措施。问题的一部分原因在于，你和你的父母第一次在你的生活中分享一个角色：现在你们都是父母了。但几乎可以肯定的是，这并不意味着你对这一角色也有相似的理解。因为你的父母是过来人，他们自然而然地认为，育儿方面他们了解得比你更多，也比你更有经验，产生冲突完全在预料之中。

另外，你的父母也要逐渐习惯成为祖父母后生活带给他们的变化，这的确需要一定的时间。

以下是你与父母之间的关系可能发生的几点变化：

*你们关系变得更亲密。*我的很多女性朋友发现，在有了宝宝之后，她们与母亲的关系变得更亲密、更真挚，母亲和她们更能相互扶持。我与母亲的关系亦是如此，在一定程度上是因为我们在一起度过更多的时间，因为我们都明白我们两人在很多方面经历了相同的事情，因为我母亲在很多事情上都是对的，当然，也因为她给我的孩子们买了很多漂亮的礼物，有时候会替我照顾宝宝。这是无价的。

*你们会互相疏远。*虽然会让人特别遗憾，但确实有很多年轻妈妈在宝宝出生之后就没法再跟父母和睦相处了。在教育孩子问题上的意见分歧会导致愤怒的争吵，其间往往会说出很多伤人的话。在如何正确照看宝宝、教育宝宝的问题上，这些争吵会留下深深的创伤，一不小心会造成无法挽回的损失。宁可把舌头咬掉也不能说："这不关你的事！你打乱

了我的整个计划，我自己知道该如何去教育我的孩子！"

或许现在你更加感激父母对你的付出。在照顾孩子之前，你永远想象不到父母把你养大是多么的艰难。意识到父母对你付出的心血以及你或许有多么的忘恩负义会让你清醒过来，是送他们一束花和一盒巧克力的时候了。

或许你现在更加不满父母的教育能力。成为母亲会导致你突然之间以批判的眼光去看待你的教育方式。在这种情况下应该不断地对自己说"我已经做到最好了"，可能会有效地缓解这种压力。或许你不赞同父母的教育方法；如果你不想永远失去他们的话，你可以按照你自己的想法教育孩子。但是，尽量不要太过严厉地指责你父母的教育方式。

如果仔细观察你的父母如何与宝宝相处、他们对待孩子的态度，可能就会让困扰你多年的问题有了答案。只要你和父母之间存在未解决的冲突，就可能会造成一些现实问题。要是你们各方都按照常理出牌的话，也有可能重新开始一段更加幸福、充实、相互理解的关系。

我从来不会说我与父母的关系非常完美，但是我学到了一些如何更好地与他们相处的方法，如何与他们一起欢度圣诞。

给自己一点儿时间。你必须熟悉这种全新的关系，不能一蹴而就。

在你开始批判之前先数到50。有时候很难控制住自己的情绪，对只想帮忙却过度热情的祖母大声叫喊。特别是当她问你是否还穿着孕妇裤的时候。不，不是孕妇裤！请千万千万忍住不要这样回答。把不愉快的情绪留到很糟糕的时候再发泄吧。

让她说出她的想法。如果你愿意的话，事后可以忽略她说的一切。妈妈都喜欢跟别人分享她好的建议，尽管这些与现代观念完全相悖。不妨认真听听、仔细想想，如果你觉得她是错的，不要照做就是了。

让其他人知道现在谁说了算。在孩子的事情上是否听别人的建议你说了算，你毕竟是妈妈。

为你的孩子着想。总有一天你的孩子会想多与祖父母在一起，所以与他们和睦相处非常重要。毕竟你不会希望有一天你的孩子问："祖母，为什么妈妈说您是什么事都要管的老东西？"上帝啊！

永远不要拿你自己的父母与公婆作比较。这一直是一个制造家庭仇恨的可怕做法：你的父母更清楚如何养大一个孩子、暗示你婆婆做饭更好吃一些，后果都会十分严重。

不要利用宝宝作为左右你父母意见的工具。我知道，你可能认为这根本不现实；但是，当我们被爱管闲事的父母（不好意思，他们只是想帮忙）逼到我们所能承受的极限时，我们会不经意地突然说出："来吧，宝贝儿，祖母心情又不好了。"这话让人听了很难受，事后你会觉得自己非常卑鄙、气人，小孩子不会忘记你的话，他们的记忆力也非常好。

保持原有的家庭

不管是通过婚姻还是两个人同居的方式将两个家庭聚到一起都是很荒诞的做法。

家庭就像是一个巨大的、分布广泛的、戒备森严的俱乐部，有着复杂的游戏规则、行为准则、原则和制度规范。试图将这两个独立的个体合并的做法，势必会带来一些负面影响，肯定会在营业年度结束之前裁员。

首先你必须面对不可调和的、源自于家庭习惯和传统的矛盾。只有尽早解决这一问题，所有人才能和睦相处。希望你现在为了了解两个大家庭用了足够多的时间，基本找到了矛盾的根源：是不同的宗教信仰（很可能是一个大问题），还是你来自于一个家规很严的家庭而他的家庭规矩相对宽松？

如果你和你的老公不能就某些特定的规则达成一致的话，那么，事情就有点棘手了。现在就需要放手一搏了，因为你反正也要去适应新的生活。有可能在你们之间迅速产生裂痕，因为一旦涉及自己孩子的教育问题，所有人都会很快摆出一副排斥的姿态。应该试着尽快解决这种意见分歧，以免形成持久性的婚姻裂痕。

要记住，你们 3 个人现在是一个家庭，可以制定一些自己的规矩，培养自己的习惯，这一点很重要。比如在你父母家里如果只有在晚饭后才允许拆开圣诞礼物的话，那么，现在你就有机会对这一铁定的规矩做出改变，早上一起床就可以马上拆开礼物。做你自己想做的事情，因为这是在你自己的家里。

其他的妈妈们

你成为妈妈之后，一定要与其他的妈妈交朋友，否则你会感觉很孤单、很难过。如果提到"闺蜜"你能清晰地回忆起在法国别墅的度假、逛街买东西、非常开心地慢慢品味一顿午饭、八卦其他人、去看歌剧，等等，那么，对于你来说现在结交不熟悉的一群人有点儿难以接受。与妈妈们交朋友，只是因为你现在也是妈妈了。在宝宝出生后的前几周或前几个月还不会有这种感觉，直到你穿上了新的平底妈妈鞋，或许你内心还在强烈地抗拒这种转换。我花了 8 个月的时间只结交了一个妈妈，就是因为我无法接受自己也成为她们中的一员的现实。现在回想起来我才意识到，我在交朋友上浪费了多少时间啊！

如果你跟我一样在 20 岁出头就有了宝宝，那么，与其他妈妈们待在一起就会更加困难。因为你比周围其他妈妈们要年轻大约 10 岁，与（我当时的观点）"上了年纪的"30 多岁的妈妈们聊天感觉很怪。特别是你在本市的所有老朋友都去尽情娱乐、事业升迁还经常去巴黎放松一下，会让你觉得更难以接受。

如果你是在 30~35 岁这个普遍的生育年龄段（德国的情况）有宝宝的话，那么，你就很容易交到朋友，找到志同道合的人，可以与她们一起喝咖啡、一起交流育儿经。

这恰恰也让人进退两难：喝咖啡，交流育儿经？从现在起你的主要活动就局限于此了？当然，这不是全部。但你现在必须承认，谈论宝宝已经占据了你生活的一大半时间；而且你可以更好地与和你情况相同的妈妈们讨论宝宝的问题。

下面是缔结妈妈帮的几条原因：

你需要与人交往。在自己家陪宝宝玩布里奥火车不如在其他地方让孩子们一起玩儿，因为孩子们在一起玩耍的同时，能给你留出一点儿空闲时间。

她们是一个很好的圈子。在情绪低落时拜访一下其他妈妈真的会有神奇的效果。要么能让你高兴起来，要么能让你明白，你烦恼的事情也同样让她们焦头烂额，了解这些后你心理就会平衡很多。妈妈们互相帮助，她们清楚地知道你需要什么，她们从不会让你生气。

你能从她们那里学到很多东西。其他妈妈那里有不同的玩具、不一样的喂养宝宝的方法、宝宝最喜欢的食品，等等，尽管跟她们学习。

她们有很多好的想法。可以带宝宝去哪儿玩，有哪些好的育儿课程，有哪些有效的减肥方法，有哪些航空公司适合带宝宝出行，等等。每一个游乐场里有妈妈交流群。

可以轮流照看宝宝。这虽然需要一定的时间，但几个月之后你应该就有足够多的朋友可以每周免费几个小时替你照看宝宝。

你很快又能重新组织一次真正的"闺蜜之夜"了。因为现在不能如你所愿经常与没有孩子的闺蜜们见面了，所以，保持与新朋友之间的友谊显得异常重要，因为你能偶尔与她们一起外出喝点酒。让爸爸们来照看孩子，你们尽情享受吧。

在接下来很多年里，她们将是你最好的朋友。就像你一起长大的闺蜜这个特殊的小团体一样，你在成为妈妈的前几年里交到的女性朋友也会是一生的朋友。因为，最初成为妈妈的共同经历会将你们紧密地联系在一起。

我的妈妈朋友们是我成为妈妈以来生活中最重要的部分（除了孩子）。我们共同经历了那么多，我从她们那里学到了那么多，知道哪些可以做、哪些不可以做。我们会几个小时相互陪伴，荡秋千或者搭积木。如果你能说服自己接受你现在已经是妈妈的事实的话，那么，与其他父母建立友谊对你来说就会容易得多。

小贴士
不要与你的闺蜜们只谈自己的宝宝

因为这样她们就会跟你一样觉得自己很无聊。另外，这也会加剧你的恐惧感，认为从现在起尿布和宝宝呕吐物是你生活的全部。一旦习惯了自己只是一个母亲的角色，就再也无法摆脱。其他妈妈们也想谈点宝宝以外的事情！建立一个文学社或戏剧团，或者定期组织一起郊游；这样做都能收到很好的效果，而且从一开始妈妈们之间就能有很多的话题。

爱竞争的妈妈

爱竞争的妈妈绝对是噩梦！可惜总有那么一群人，让其他妈妈们陷入恐慌，认为自己的孩子可能比别的孩子落后了许多。其他妈妈的恐惧会给她们带来无比的乐趣。请相信：你的宝宝一点儿也不差！

如果某个妈妈说她 4 个月大的宝宝已经会走路了，她肯定是在说谎。如果某个妈妈问：你的孩子更喜欢听莫扎特还是格什温？她这只是在玩一个想让你不安的无聊的小把戏。你可以立刻把这种球踢回去，对她说："我的孩子刚经历了拉赫曼尼诺夫阶段，但是现在基本不再听音乐了，因为她要学很多的法语动词。"狠狠打击她一下！

这种爱竞争的妈妈最令人讨厌的手法是她们偶尔微妙的暗示。如果一个女人就是很蠢，公然地表示想要战胜我，那无所谓。我最烦的是"哦，我想我肯定是把哈娜的小杯子忘在了宝宝数学班里了。我可不可以从你这儿借一个？"不行，滚一边去！

爱竞争的妈妈，令人作呕！

分担痛苦

好的妈妈闺蜜最大的优点之一是，她们可以使我们的烦恼变得微不足道。我们都有烦恼。这么多的烦恼，我们要为小宝宝、孩子、老公和我们自己而操心。我们担心是否做"对"了，这其实是担心的症结所在。不断告诉自己，我们搞砸了，无力承担这样的责任。

先是为怀孕而忧虑，然后为宝宝的降生担心，接下来又很自然地为了宝宝的健康成长而费心；在这么多的问题中婚姻是否能继续维持？是否忽略了家里处于青少年阶段的孩子，以至于他犯下严重的错误，等等。

我们都是百分之百地确信，我们是唯一饱受折磨的人；只有我会对孩子失去耐心，再没有哪个妈妈会每周有 3 个晚上哭着入睡。可惜的是，这种自我怀疑是妈妈的专利（我觉得基本上也是女性的专利）；但是，你可以摆脱一大部分的担忧，我是在经历了多年的忧虑苦闷以至于变成了一个神经质的人之后才开始尝试的：与其他妈妈们聊一聊你的烦恼。

虽然这听起来很有道理，但是很多妈妈却不这样做，因为她们害怕承认：自身觉得做妈妈很难。

女性朋友们能在办公室里公开抱怨她们变胖了，或者抱怨她们发型一团糟，但是，要让她们承认自己在做妈妈这方面有问题却十分困难。即便是面对她们自己，也难以接受这样的现实，就更不用说面对其他的妈妈了。怎样做一个好妈妈是私密的事情，几乎算作是个人隐私。向其他人透露这一切究竟有多困难？就像把自己赤裸裸地暴露在人前一样。然而，每一道精心装裱的门后面都隐藏了一个充满困惑的妈妈，她跟你一样绝望地尝试着应对各种状况。

不管是什么事情正让你感到担忧或困惑，只要有其他认识的人坐在同一条混乱不堪的、时刻有侧翻危险的船上，你与她们讨论这些事情都会非常高兴。那就聊聊这些话题吧！

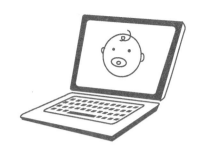

重返职场

正如我们在刚踏上漫长的旅程时提到的那样，你在宝宝出生前就绞尽脑汁考虑是否很快重返职场是毫无意义的，因为你根本就不知道接下来会发生什么变化。

很多准妈妈计划着尽快重返职场，但是，她们突然之间变得那么爱孩子，干脆就烧了公文包，做起了全职妈妈，过上了幸福家庭主妇的生活。但有一些人发誓绝不回去工作，一个月之后就又去敲老板的门，因为她们迫切渴望一些精神刺激，怀念考勤卡。还有一些人在怀孕期间顷刻意识到，自己其实从来没有想在广告业工作，她们真正的目的是学习陶艺。你根本不会知道以后自己的想法会发生什么变化，要做好临时决定的准备。

一旦你真正开始考虑上班这个严峻的问题时，在你脑海里就会闪现出很多让人恐慌的想法：

"我是否该去上班？"

"我妈妈会怎么说？"

"我的宝宝会怎么说？"

"我事后会不会感到遗憾？"

"我的孩子会不会因此受到伤害？"

"我现在还有这个能力一天之内跟这么多成年人说话吗？"

这是在宝宝生命中的第一年里你做出的最艰难的决定之一。可能因为你是处于经济上的原因别无选择（大多数职业妈妈都是这种情况），或者非常明确地知道自己想要什么。因为你是一个聪明的女人，我不妨假设你其实非常清楚地知道自己想要什么，但困难是：在不陷入内疚感和自我怀疑的情况下达到自己的目的。遗憾的是我也不能让这个选择变得容易，但我可以告诉你我是怎么做的，以及其他一些妈妈们是如何应对这一问题的。

我需要工作：第一部分

不，你不需要工作。

你已经有一份工作了。你有一份全天候 24 小时的工作：围着宝宝转。

对，但是我想赚点钱。

只要你不花钱就算赚钱了。

什么？

只要你自己承担了所有繁重的家务，就相当于你赚了一点儿钱。只是感觉不出来，因为月底没有人给你转账发工资。

这听起来不错。请再说得详尽一些！

好吧，我们把父母的家务活换算成数字，看看雇其他人做这些活计需要花费多少钱。

高级专职婴儿护理，一天 24 小时，每周工作 7 天。这种悉心的爱护和照料是无法用金钱衡量的，但是我们就算（较低的估算）大约每小时 10 欧元，社会福利费用还没算在内，一年大约是 88 000 欧元。哇哦！

清洁。一天 3 小时（至少，不信你等着瞧），大约 10 欧元每小时：一年大约 11 000 欧元。

做饭。我还从来没雇过厨师，但是我一个朋友是一个私人家庭厨师，一年大约能赚 52 000 欧元。（他们到底吃的什么？金子吗？）

购物。我看到过报价，高达每小时 140 欧元。但是我们就算每周花 50 欧元雇人去买食品、卫生用品和纺织品，这样每年还要再花费 2600 欧元。

即便我们忽略所有其他家务，就针对你是你老公能负担得起的、最好的私人助理这一事实，你就值得拥有一份体面的收入。确切地说，根据上述估算，大约一年 154 000 欧元。否则，谁能保证他每天早上准时戴上眼镜，穿上没有宝宝呕吐物、十分干净的衬衫出门？谁把他的脏内裤塞到洗衣机里、清洗他的洗手池，还时不时地与他做爱？从而节省了他出去花钱找女人的一笔昂贵花销。

哦，这样啊，我明白了。

如果我们这样分析的话，很快就能弄清楚，你原本应该能赚一大笔钱的；经过这样的分析后，在一周当中你不得不第六次把洗好的衣服叠起来的时候，你感觉就会好很多。事实上，在孩子爸爸出差的时候你周末甚至要多赚一些加班费的。不是吗？

就像我们刚刚所证实的，你的付出是值得的，没错！

我需要工作：第二部分

是的，你需要工作。

但是我觉得内疚，我原本应该一直陪伴宝宝的。

为什么？这是你唯一想做的事情吗？如果你的脑子里除了宝宝以外什么都没有的话，那么，你真的会觉得充实、满足吗？你只有放弃了以前让你非常快乐的工作才能成为一个更好的妈妈吗？

也不是，可是其他人（比如其他妈妈，有钱的、雇有保姆的妈妈们，以及没有孩子的女性）会鄙视我，因为我冷落了我的宝宝。

停！到此为止，不要再继续说了！

当全职妈妈或爸爸真的意味着全天候围着孩子转。谁有幸能有这样一个工作（有老板、有饮水机、有午休时间或者偶尔可以放松一下），谁就会知道"全职"的真正内涵："直到我把今天的家务做完，或者完全没兴致做下去为止。"

与此相反，对妈妈们来说，"全职"这个概念真的就是字面上的意思。全天候，根本没有休息时间！没有午休、没有周末、没有假期，也没有足够的睡眠。没有病假、没有工作休假、没有弹性工作制。即使你的宝宝不在眼前，他（她）依然在世界的某处，在你的潜意识里，这就足以让你忙个不停了。从小家伙早上提前两小时醒来的那一刻，直到晚上他（她）那黏糊糊的小手放在满头大汗的脑袋旁边入睡的时候，你的精神、你的灵魂、你的身体都属于宝宝，从不间断。

这种时刻陪伴使你绝对没有自己的时间，确切地说没有为自己做任何事情的时间。

在你必须去上厕所的时候却没法去，因为你正在喂孩子或者与他（她）一起画手指画，不能丢下他（她）一个人，否则他（她）有可能把毛笔塞进嘴里，或者从高脚椅上画一个大大的弧线跳下来。一般情况下，你必须带着孩子一起去卫生间。

没法与其他人聊天。"嗨，最近怎么样啊？拜拜"——经常会莫名其妙地出现这种对话。其他的对话也不现实。工作电话？你疯了吗？不行，不行，还是不行！（见下文"尽最大努力"一节。）

你再也无法思考。这一点让我最难以接受，因为我总是要想很多事情，最好是在绝对安静的环境下；要将我的所有想法冻结，直到孩子睡着，会给我带来无尽的沮丧、困扰和疲惫。

这一切听起来有点儿夸张。你当然还可以做这些事情，只是变得非常难、让你感觉很有压力，甚至如果小家伙不睡觉或者在其他地方时，你就根本不可能去做。从宝宝出生那一刻起，你的所做、所想、所论，都与孩子息息相关，无论你是否意识到了这一点。这对你来说不一定是好事。

这样的日子会把你变成什么样的人？怎样才能作为一个"人"而不是作为"父母"？作为以律师、教师、记者或者科学家的身份而工作的女性呢？你在哪里呢？

好消息是，你在某种程度上还依然存在，虽然暂时是以一种超负荷和憔悴的状态存在。如果你以前有工作、有很多兴趣爱好、有比较活跃的社交往来的话，在宝宝出生后就不得不将一大半以前的你锁进柜子里；你可能不喜欢这一点。你个性当中独立的、爱思考的那一部分想要退出时，在它敲门的时候你应该认真考虑一下，是否允许它离开。

你可以再找一份工作。

即使是最小的、最低兼职标准的、最平庸的工作也够了。因为这样你就可以暂时避开妈妈这个职业几个小时，做一下其他人了。

当然，并不是所有的女性都是这样。我的很多女性朋友们在前 4 年里，在孩子上幼儿园之前都不会从事任何有报酬的工作；对于有些女性来说这样的状态也不错。我非常佩服这些妈妈们，她们完美地完成了一项如此庞大而艰巨的任务，应该为她们所做的一切点赞。

而有些年轻妈妈坚持工作以免自己发疯。如果你也与这些女性一样，希望能将妈妈的生活与一份固定职业联系在一起，那么，你就要考虑一下重返职场。

下面几点是你在这方面需要注意的事情：

人是不同的。每个人都有不同的侧重点和需求。不要被迫去做一些你觉得并不真正适合自己的事情，让你倍感压力。（不是让我、让你妈妈或者让你老公觉得合适，而是让你自己！一定要注意这一点。）

等宝宝出生再做具体的计划。你不知道到时候会有什么想法。很多女性会在宝宝出生后完全改变了主意，想要重新变换自己的工作计划。

如果你重新工作了，在花钱的时候就不会再感到不安。如果你属于那种可以心安理得花别人钱的幸运儿，那就继续吧！但是我每次喝咖啡、坐火车、买书或做头发时，一想到我花的钱不是我自己赚来的，做这些事情时的欢愉感便荡然无存，变得索然无味。于是，我试着不停地为自已买东西而辩白。自从我又能重新支配我自己的工资，我又能彻底放松地去做很多事情，因为我清楚地知道这是我自己赚来的钱，花自己的钱是值得的。这种感觉真的很爽。

你的薪水也许不比贵得离谱的托儿费多。但是，如果你自己觉得满意，也能让你重新做一段时间的成年人，那么，你新获取的自由足以抵消经济收入的不足。

工作可以让你重新找回自我。总有一天你的宝宝会长大，每天在学校度过 6 个小时。到那时候每天只准备一顿晚餐、给房间的花浇浇水的生活已经不能让你觉得幸福快乐了，你现在就应该考虑一下，什么样的工作方式才能给你带来精神动力。

如果你还继续工作，就不那么容易失去理智。很多长年累月在家里照顾孩子的女性，在面对重新开始工作的机会时倍感恐慌。面试之前就被吓得半死，当她们重新坐到办公桌前时，也很难融入"正常人"的交谈中去。

我尝试了所有可能的选择：在家做一个全职妈妈；做一份全职工作（只做了几周的时间，发现根本不适合我）；做兼职工作和兼职妈妈。

完全不工作对我来说不合适，但承认这一点很难。有的妈咪认为，如果我没有兴趣只照看孩子的话，肯定是我有什么问题，我肯定是一个坏妈妈或者是可怕的利己主义者。这种观点在我看来非常无聊可笑。整天在家里陪孩子玩有什么不好呢？问题在哪里？没有约会、没有会议、没有一直盯着你的老板、没有烦人的上下班交通、没有让你讨厌的同事，只有你和你可爱的宝宝，可以整天与他（她）一起玩耍。没有那么糟糕嘛！

但是，一段时间之后可能就会变得很糟糕。在我第一个宝宝出生之前，我非常确信自己在宝宝生命中的第一年里会待在家里专心照顾宝宝。然而经过几个月的游戏、唱歌、荡秋千和喂宝宝之后，我非常渴望精神刺激，就像电视真人秀节目的候选人渴望被关注一样。我是在渴望再有一些烦人的同事、恼人的上下班交通吗？好啊，请吧！

我经常会去游乐场消磨时间，看着秋千和旋转木马，渴望能开始做一些浮现在脑海里的事情：与成年人聊一聊 PDF 文件和终审定稿、不用推着婴儿车从一个地方去另一个地方、终于能再穿一些高档的衣服，但是，这些昂贵的衣服将把孩子拒在几公里之外。

当家务让我受不了的时候，我就无奈地给我宝宝报了一个很好的、一周两天的日托托儿所，而我重新做起了自由撰稿人和兼职播音员。从那一刻起我就痊愈了，我享受着与宝宝在一起的每一秒，而不是一直算着还有多长时间才能睡觉。在"照顾宝宝日"尽可能地多陪她，因为我知道在那之后我会有休息时间。

即使是最短的一些约稿也重新带给我自信。我终于能够再次做我自己，至少一周有两天的时间。在我的"工作日"里我几乎无法强迫自己去哄宝宝睡觉，我想保持清醒，与她玩几个小时，在下班之后特别期待见到她。回想起我做家庭主妇的日子每一天结束时的情景：总是精疲力竭、心烦意乱，只想着赶紧哄孩子睡觉，待孩子睡觉后我终于可以吃点东西、收拾厨房、整理玩具，然后自己才能安静地一个人待一会儿。

 小贴士

找到适合自己的方式

亲爱的忧心忡忡的朋友们，我的结论和我对你的建议如下：必须对你自己和你的极限有一个认知。要做最适合你的、让你感到最幸福的事情。只有你感到幸福、充实，你的孩子和你的家庭才会更加幸福。

职场中潜在的风险

宝宝 + 工作 = 灾难

你一旦重新回到工作岗位，就必须准备好一些有效的方法，不要将宝宝的痕迹带到职场中去。因为这两个截然不同的世界一旦有了联系，只有两个结果：一是同事对你有怨言；二是宝宝被忽略。

将你的工作和妈妈的角色分开，最简单的方法就是不要将宝宝带到工作单位去。这完全不是你想象的那么理所当然，因为现在越来越多的妈妈在家工作（如果不是在录音棚里的话，我一般也是在家工作），这就很容易陷入这样的窘境，电话会议可能会因为你的宝宝而落空，因为他（她）想让妈妈陪着一起玩小火车。我还记得一次计划外的、与电视制作公司的负责人的通话，他中断了这次交谈，说："等你哄好宝宝后再给我回电话吧。"简直让人崩溃。

为了让你能更容易地过渡到赚钱而无须承受压力的世界中去，我把我的"避免职场风险指南"与大家一起分享：

千万不要带宝宝去办公室。在最初几天我带着刚出生的女儿去了电视演播室。当时肯定有很多摄像机在给我录像，当我对着摄像机说话的时候，背景中还有宝宝的轻声细语和尖叫声。这就是一个不能把做妈妈和工作结合到一起的活生生的例子。我很快就有了解决办法，找了一个半托的托儿所。

在家里不要穿你的职业装。当然，不可能完全避免宝宝在场的时候你穿着最好的衣服，例如在出门之前几分钟或者刚到家的时候；但是，只要超过3分钟的时间，你最喜欢的衬衫肯定会被宝宝手上的苹果汁或蓝莓汁、蓝色的颜料或其他洗不掉的糊糊给彻底毁掉。

要为你上班的路上留出充裕的时间。就仅仅因为你是一个工作的妈妈，人们会把审视的聚光灯聚焦在你的身上，借此去发现你的任何一点微不足道的不当行为。如果你迟到了，你的一天马上就会变得无比繁忙；任何一次哪怕是很短时间的晚到都会被那些小气的、狭隘的、各方面不比你好的同事牢记在心里。

要时刻准备好能在紧急时刻照顾宝宝的人。因为宝宝经常会生病，而大部分的托儿所都有严格的规定，清楚地写明，起疹子的、流鼻涕的、打喷嚏的宝宝什么时间不允许入园。而生活往往就是如此，"生病日"恰好与工作中"重要的展示日"在一天。所以，如果你想将这份工作保留更长时间的话，那么，你至少得有一个能在紧急时刻帮你照顾宝宝的人。

*扮演好双重角色。*在家里，你是妈妈；但在公司，你就必须化身为职业女性。在工作时不要谈论宝宝，没人会对此感兴趣，真的没有。

*把照片放入相册，*不要将"弗雷迪的第一次微笑"作为屏幕保护程序。既然是在工作，就请你认真工作。可爱的宝宝照片最易导致乳房发胀，后果是什么我们大家都知道。我的经验是：在钱包里放一张照片好过屏保上的10张照片。

*在别人照顾宝宝的时候，*不要打电话确认宝宝在没有你的情况下是否一切安好。我以前经常这样做，这会分散我的工作精力，让我心烦意乱，我还没有克服之前的内疚感，新的内疚感又涌上心头。如果宝宝有问题的话，你会接到电话的。

*在办公桌抽屉里时刻准备一个应急化妆包，*为了应对"我只在左侧脸颊涂了粉底"这种尴尬。在大哭一场之后睫毛膏花了，可以用粉底、遮瑕膏、止汗剂和卸妆水，让你清爽干净地度过一个繁忙的工作日。

*考虑一下在重新工作之前是否愿意给宝宝断奶。*这样可以避免溢奶的尴尬，也不必在午休时间躲到洗手间吸奶。我的很多熟人都这样做，我觉得她们的责任心虽然非常值得称道，但是在上班之前让宝宝习惯用奶瓶岂不是更简单。具体怎么做当然是你自己做决定。

*在办公室随时准备着干净的换洗衣物。*即使在出门之前的最后一秒被宝宝吐了一身，你也可以在9:30穿着一尘不染的衣服出现在董事会上。几个备用的防溢乳垫也是不可或缺的，但是要把它们藏好！

*检查一下公文包是否有让你暴露身份的物品。*带着一个露出尿布或奶嘴的公文包出现在办公室一点儿都不酷。你的公文包应该只放工作用的资料。

你的家庭生活和工作总是会有交集的，如果这种交集只偶尔发生一次的话，不会对任何人造成困扰；毕竟这是你身份的一部分，也展现了你人性化的一面。

但是经常穿着粘上宝宝奶糊的裙子出现在办公室，而且还迟到了一个小时可就说不过去了。

尽最大努力

职业妈妈最让人不舒服的是在工作的时候要面临各种挑剔：家庭分散你太多的精力；你太累了无法思考；你来得太晚，因为你还要给宝宝换尿布；你提前离开工作岗位，去托儿所接发烧的孩子。这意味着你要比以往更能经受得住考验。你必须比其他同事或竞争者更优秀、形象更好、工作更快、装作很轻松的样子，与宝宝一起克服所有困难。因为，一旦你没有达到这一标准，人们即刻会把它归咎于这一事实，即你现在是有孩子的人，任何与尿布无关的事情都会让你不堪重负。

如果你很幸运，你的老板理解职业妈妈的需求和责任的话，那么，重新工作对你来说就会容易得多。如果这一切听起来有点儿让人气馁的话，你就用心体会一下，能把非常、非常、非常可爱的宝宝重新抱在怀里该有多好。利用休班一天的时间，早上又能喂宝宝是多么美好啊！

这真的是休息。

谁来照顾我的宝宝

在我们开始谈论这个问题之前先提醒一句（或者准确说是简单几十个字的提醒）：如果你想要在宝宝出生后一至两年重新回去工作的话，那么，最好现在马上开始考虑照顾宝宝的问题，除非你愿意承担随之而来的麻烦。很多托儿所提前几个月甚至往往提前几年就已经预定满了，特别是照顾小宝宝的地方；一个好的保姆只能通过良好的口碑去寻找，因此，有必要扩大妈咪圈。

在你赚钱的时候必须给宝宝找到一个地方。最好是一个安全的、整洁的地方，孩子在那里能感到快乐、有专业人士照顾。购物中心的游乐场肯定不适合你的小宝宝。

几种可能的选择

哪种婴儿护理最适合你和宝宝，做出这个决定并不容易，或许你和你的老公在这个问题上也没有达成一致（这是无法摆脱的噩梦，可以通过掷硬币来决定）；如果你终于想起一个让所有人都满意的解决方法，肯定会出现意外，使你的计划落空。比如，你所在地区只有心理不正常的保姆，或者你心仪的托儿所已经满员了。

为了现在就能让你展开争论、做决定，这里有一个主要选项列表和一些相关的信息供你参考：

保姆

如果你想让一个人只关注你的宝宝，这是很好的解决方案。你当然也可以和其他妈妈们共用一个保姆，这样你的宝宝就可以同时有点儿社交往来。最大的好处是你可以仔细挑选保姆，而这个女人将会与你的宝宝建立非常亲密的关系。在你的会议无限拖延或者火车晚点的时候，保姆可以偶尔久留一会儿。当然工钱你要给得慷慨一点儿，这样做很奏效。你可以明确地告诉她该如何照顾你的宝宝，同时也要相信在你上班的时候保姆会按照你的要求去做。

缺点是：你有可能会嫉妒宝宝与保姆之间亲密的关系。另外，一个二十来岁年轻漂亮的东欧女孩一直待在你家里也会是很大的问题，有风险啊。

最后你要记住：你必须固定雇用保姆，要跟她协商假期和病假的问题。如果她怀孕了，你需要支付其产假期间的工资，这种可能性还是有的，你一定要考虑清楚（此处介绍的是德国的情况）。

托儿所

我曾为自己的一个宝宝选择了这种解决方案。然而与其他选项一样，这个也不是最理想的解决办法。以我的经验来看，托儿所最吸引人之处在于，那里有很多可以跟你孩子一起玩的小淘气。这样可以让你家的小调皮学会与其他人建立联系，耐心地对待其他小朋友。当我们的孩子上学的时候，我们一下就能看出来，这些同龄的孩子当中哪些上过托儿所或幼儿园，这些孩子在课堂上更自信、更善于交际、更容易适应漫长的在校时间。

其他的优势：如果你的工作要求你被迫与宝宝分开这么久的话，日托通常是从早上8点到晚上6点，一般能满足你对时间的要求。学校放假期间日托也不关门休息，即使有工作人员生病也没关系，总是有可以替班的人。如果你不愿意让宝宝跟一个人单独相处的话，那么，托儿所是一个很好的选择。

日间保姆

日间保姆所做的事情与保姆是一样的，只是要把你的孩子送到她们家里去，除了你的宝宝之外，她一般还会照顾几个其他的孩子。这对你宝宝来说是一个很好的机会，去认识一些有着相似爱好的小朋友，而不用同时面对托儿所里那么多的人。找一个好的日间保姆可能会很难，良好的口碑是选择的重要依据。

互惠生

这是住在你家里的保姆。如果你很重视自己的隐私，那就不要考虑这种形式的保姆了。但是，如果你恰巧有一个配套齐全的配房的话，问题就迎刃而解。互惠生将是你一生最明智的投资。我的很多熟人家里都有互惠生，他们都会最大限度地利用这些互惠生做家政服务，明显比我们这些可怜的日托妈妈们有更多的空闲时间。虽然我非常嫉妒她们，但是我依然享受可以一丝不挂地在屋子里走来走去、尖声歌唱。

家人

我从来不会把这个选择作为永久性的解决方案（你能想象到这样多容易产生矛盾吗？）。但是，如果你有幸住在父母家附近的话，这会是非常理想的应急方案，比如说在孩子生病的时候。

以上是最主要的选项。你最终会选择什么，取决于哪一种选项让你觉得最舒心、哪一种选项最适合你的孩子。不是所有的孩子在托儿所都感觉很好；也有的孩子需要很多小朋友的陪伴和精神动力。对于特别害羞的宝宝来说，保姆专注的照料是最适合的；不过或许你也认为，如果能跟其他宝宝多接触一下，他（她）

可能就不会那么胆怯了，真的很难做决定。

让宝宝适应托儿所需要一定的时间，不要因为宝宝前几次去托儿所哭泣就放弃。在重要的日子到来之前的几周里，我经常带着孩子们参观托儿所，所以，他们都能很顺利地适应托儿所的生活。你在选择托儿所的时候需要考虑的最重要的一点是：因为把孩子自己放在托儿所里你心头不断涌出的内疚感，尽管宝宝能得到很好的照顾。另外，你所做的决定必须要让你感到满意，而不是盲目听从别人的建议。

最后很重要的一点是：稳定的状态对于宝宝来说至关重要。你一旦选择了保姆、托儿所或者其他的照顾方式，就尽量保持下去，不要轻易变动，除非你发现这个选择很糟糕。宝宝喜欢稳定和按部就班，对他们来说变化越少越好。

负罪感

我本人能获得负罪感金奖。不小心与人相撞时，我就会立刻道歉，甚至我为自己的内疚感到良心不安。

但是，即使你的生活不像我这样完全充满负疚感，在你把宝宝送到托儿所后去上班的时候，肯定也会感觉很糟糕。你必须学会克服这一点。

下面是你应该考虑到的几件事，至少我觉得很有用。如果工作能让你感到快乐，那么当你又能与宝宝在一起的时候，宝宝从你那里也能得到更多的关爱。

宝宝们能够很好地掌控指责游戏，他们能够进行惊人的表演，以激起你的内疚感。在你离开之后两分钟，宝宝又会变得高兴、满足。卑鄙的小东西！

你不在的时候宝宝会学做一些其他事情、玩别的玩具、学着与其他小朋友相处，这对宝宝非常有益。

根据我的经验，那些时常让其他人照顾的宝宝与那些总是只由妈妈照顾的宝宝一样幸福。他们在学校表现良好，同时他们还有更轻松、更快乐的妈妈。

每个孩子在其他人面前的表现与在自己妈妈面前的表现截然不同，小宝宝亦是如此。从一双陌生的眼睛里你可以捕捉到宝宝很多性格特征，而这些特征用妈妈的眼睛可能永远察觉不到。

一个职业妈妈的衣柜

重返职场时，最让人倍感压力的是穿衣问题。经过9个月的怀孕，腹部和胸部都变大了很多，你可能都不记得自己以前的模样了，也完全忘记了那时候都穿什么样的衣服。尽管女性内心的变化丰富多彩，重返职场仍然是个严峻的考验。祸兮福之所依，福兮祸之所伏。这样可以迫使你关注个性方面潜在的灾难性的损失，试着把自己打扮成一位性感女性，而不是一位只会换尿布的妈妈。

关于如何有效地收拾你作为妈妈和职业女性双重角色的衣橱，下面有几条实用的建议。这些关于穿着的建议比较适合办公室。但是，对于大部分工作岗位和职业来说，如果你不想穿得过于另类、只想穿戴得体的话，那么，这些规则同样适合你。

可以根据你的需求改变这些建议：

不要买那些需要送去干洗或者需要特殊护理、穿着时需要特别注意的衣服，否则会给你平添很多烦恼（我女儿5岁时才第一次看到电熨斗，这是真的，对此我现在还引以为傲）。只要穿着一身可机洗的套装，配上漂亮的鞋子和优雅的发型，就能让你看起来神采奕奕。虽然阿玛尼定制的服装很棒，但遗憾的是他在设计最漂亮的服装时没有考虑到带宝宝的妈咪。

你的衣橱尽量保持简单，这样可以很容易、很快搭配好当天要穿的衣服。多买几件百搭的黑色和白色T恤，否则，最晚到星期五你就会拼命地去找两件可以搭配到一起的干净衣服。

你的衣服越简单、越好搭配，就越能增加你成功的机会。

要买一些非常时髦的鞋子。不用非得穿高跟鞋。试想一下，你能穿着10厘米的高跟鞋骑着自行车送宝宝去托儿所吗？但是，鞋子一定要漂亮。鞋子最能改善女人的心情。因为我要不停地推婴儿车、骑自行车，所以我总是穿平底鞋，这些鞋子很性感，穿在脚上感觉也很舒服。

不要买有很多纽扣的衣服。除了早上扣这些扣子需要很长时间之外（早上的时间很宝贵），你在刷牙的时候，宝宝会很兴奋地把扣子扯下来。

买一个衣物刷。只要你有了，你才会知道这个物件的重要性。

对于每一位母亲来说，产假之后的第一个工作日绝对是恐怖的，在工作的时候至少会做一件非常糟糕的事。对我来说是，以前是白色、但现在看上去是灰色的哺乳文胸在演播室的灯光下效果简直棒极了！我吸取教训，一有时间就赶紧去买了一件新的、干净的文胸（我记得虽然是在几周之后才去的，但是我毕竟买了）。

如果你有一种作为职业妈妈翻身无望的感觉的话，那么，就想一想大部分其他的职业妈妈们也是这样，以此来鼓励自己吧。穿什么对于几乎所有女性来说都是永久性的难题；只要你成功地拼凑出了一身看起来不像妈妈的搭配，就算朝着正确的方向迈出了一步。你能做到，就是刚开始有点儿难度。

结束语

　　这一切能给我们带来什么？6 个月的反复尝试、9 个月的孕育、12 小时的分娩（如果你幸运的话）和 12 个月精心的照料给我们带来了什么？

　　好吧，首先是有了一个宝宝，二是你成为了妈妈，三是你老公成为了爸爸。这或许比你在最爱的酒吧里度过 100 个晚上、观赏 25 次电影、3 次短期度假和获得提升还要更加震撼吧。这就是你一生最大的成就！

　　在读这本书的时候你可能经常会问自己：这一切值得吗？所有的这些疼痛、必须忍受的身体上和精神上的挫败、情感上的落差、紧张的关系、大腹便便、哭泣、变成垃圾堆的家、事业停滞以及凌乱的浴室，承受这一切真的值得吗？答案是：值得，再说一遍，当然值得！甚至再将整个过程经历一千遍也是值得的，否则人类早已灭绝了。

　　如果你还需要更多的认可和鼓励的话，那么，就想想未来吧。现在就幻想未来似乎有点儿可笑；但是你的宝宝很快就会长大，成为一个会思考、会说话、会给你做礼物、会和朋友吵架、会把自己在学校亲手画的母亲节贺卡带回来、会写故事、学小提琴、发明一些游戏、打网球、能画非常漂亮的画、跟你拥抱、帮你做饭、展现其独特的天分，说："妈妈，我爱你。"这才是关键所在。如果这一切让人崩溃、面临的都是洗刷、打扫卫生、为了一个任性的小宝宝上床睡觉时间而生气、支付账单、给植物浇水、弄清楚你的老公在哪里待到夜里 10 点钟才回家，在你不知所措、一片茫然的时候，你那身上黏糊糊的、吵闹不休的、任性却非常可爱的宝宝会用他（她）柔软温暖的小手臂搂着你的脖子亲吻你，跟你说有多爱你。之后一切又重新走向了正轨。

我知道在这之前还有一段路要走。但如果你觉得宝宝阶段太过漫长的话，想想这些还是有帮助的。

好了，就是这样，祝你好运！试着去享受。真的，很快就过去了，比你想象得要快。你在宝宝生命中第一年里所做的一切在未来几年都会对宝宝产生深刻的影响。要爱你的宝宝，竭尽所能地照顾他（她）。尽量要比我少犯错误（亲，你毕竟有这本书呢），同时也要记住：你不仅是妈妈，也是女人；别忘了，要尽量多地微笑。

因为你现在是妈妈了，这比其他任何事都值得让你多绽放笑容。

图书在版编目（CIP）数据

怀孕育儿一点通 ／（英）丽兹·弗雷泽（Liz Fraser）著；
石兴玲译 . —南京：译林出版社，2017.2
ISBN 978-7-5447-6779-8

Ⅰ.①怀… Ⅱ.①丽… ②石… Ⅲ.①妊娠期－妇幼保健－基本知识② 婴
幼儿－哺育－基本知识 Ⅳ. ①R715.3 ②TS976.31

中国版本图书馆CIP数据核字（2016）第298398号

Ich bin dann mal zwei ©2014 by GRÄFE UND UNZER Verlag GmbH, München GU
Chinese translation (simplified characters) copyright © 2017 by Phoenix-Power
Cultural Development Co., Ltd

著作权合同登记号 图字：10-2016-557号

书　　名	**怀孕育儿一点通**	
作　　者	〔英国〕丽兹·弗雷泽	
译　　者	石兴玲	
责任编辑	陆元昶	
特约编辑	周正朗	
出版发行	凤凰出版传媒股份有限公司	
	译林出版社	
出版社地址	南京市湖南路1号A楼，邮编：210009	
电子信箱	yilin@yilin.com	
出版社网址	http://www.yilin.com	
印　　刷	北京旭丰源印刷技术有限公司	
开　　本	710×1000毫米　　1/16	
印　　张	15.5	
字　　数	354千字	
版　　次	2017年2月第1版　2017年2月第1次印刷	
书　　号	ISBN 978-7-5447-6779-8	
定　　价	49.80元	

译林版图书若有印装错误可向承印厂调换

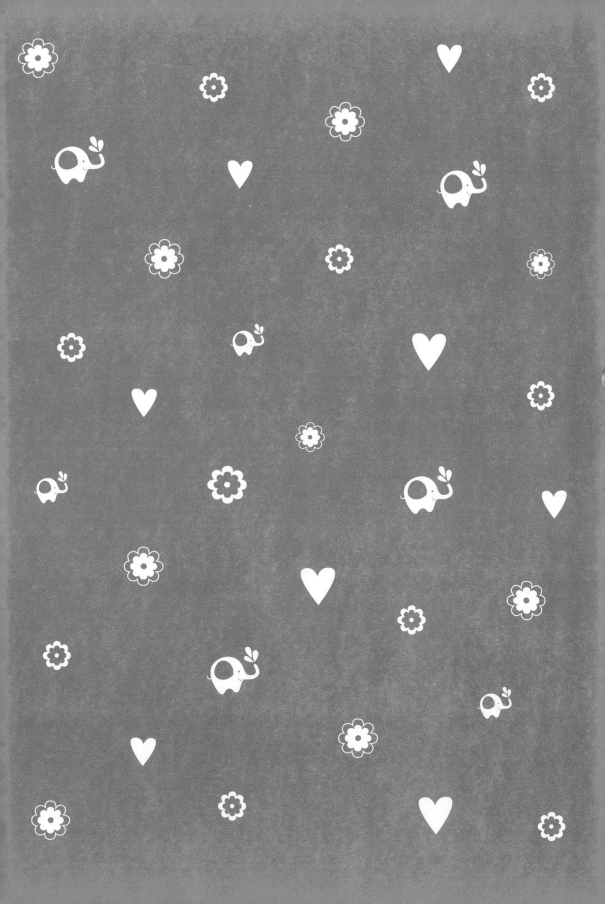

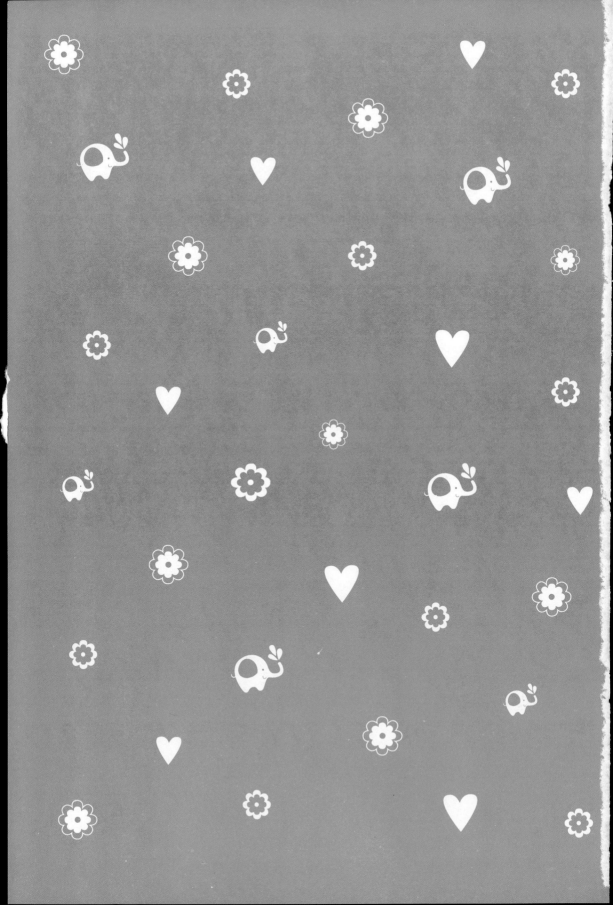